名医支招肾病健康宝典

上海市医学会
上海市医学会肾脏病专科分会 组编

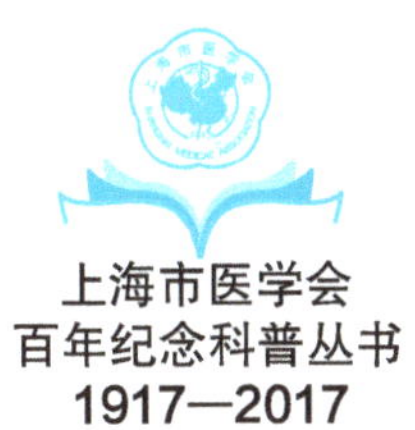

上海市医学会
百年纪念科普丛书
1917—2017

上海科学技术出版社

图书在版编目(CIP)数据

名医支招·肾病健康宝典 / 上海市医学会,上海市
医学会肾脏病专科分会组编. —上海:上海科学技术
出版社,2018.3
(上海市医学会百年纪念科普丛书)
ISBN 978-7-5478-3888-4

Ⅰ.①名…　Ⅱ.①上…②上…　Ⅲ.①肾疾病-防治
Ⅳ.①R692

中国版本图书馆 CIP 数据核字(2018)第 003326 号

名医支招
肾病健康宝典
上海市医学会
上海市医学会肾脏病专科分会　　组编

上海世纪出版(集团)有限公司
上海科学技术出版社　出版、发行
(上海钦州南路 71 号　邮政编码 200235　www. sstp. cn)

字数: 175 千　　　　印张 12.5
2018 年 3 月第 1 版　2018 年 3 月第 1 次印刷
ISBN 978-7-5478-3888-4/R·1545
定价: 30.00 元

内容提要

本书由上海市医学会肾脏病专科分会的众多资深专家、教授和临床医生精心编写，分"读经典"和"问名医"两部分。

"读经典"部分精选29篇近年已发表的有关肾病防治医学知识的优秀科普文章，而"问名医"部分的165条问答涵盖了肾脏病的症状表现、就诊、治疗、饮食、时下认识误区和中医药防治知识等方面的内容，深入浅出，可作为广大肾脏病患者及家属权威性肾病防治建议。

书中还对部分专家做了简要介绍，便于广大读者朋友们求医就诊时参考。

总　序

　　上海市医学会成立于 1917 年 4 月 2 日，迄今已有 100 年的悠久历史。成立之初以"中华医学会上海支会"命名，1932 年改称"中华医学会上海分会"，1991年正式更名为"上海市医学会"并沿用至今。

　　百年风雨，世纪沧桑，从成立之初仅 13 人的医学社团组织，发展至今已拥有 288 家单位会员、22 000 余名个人会员，设有 92 个专科分会和 4 个工作委员会，成为社会信誉高、发展能力强、服务水平好、内部管理规范的现代科技社团，荣获上海市社团局"5A 级社会组织"、上海市科协"五星级学会"。

　　穿越百年历史长河，上海市医学会始终凝聚着全市广大医学科技工作者，充分发挥人才荟萃、智力密集、信息畅通、科技创新的优势，在每一个特定的历史时期，在每一次突发的公共卫生事件应急救援中，均很好地体现了学会的引领带动作用。近年来，在"凝聚、开放、服务、创新"精神的指引下，学会不忘初心，与时俱进，取得了骄人的成绩。

　　2016 年，习近平总书记在"全国卫生与健康大会"上发表重要讲话，指出"没有全民健康就没有全面小康"，强调把人民健康放在优先发展的战略地位。中共中央、国务院印发的《"健康中国 2030"规划纲要》明确了"共建共享、全民健康"是建设健康中国的战略主题，要求"普及健康生活、加强健康教育、提高全民健康素养"，要推进全民健康生活方式行动，要建立健全健康促进与教育体系，提高健康教育服务能力，普及健康科学知识等。上海市医学会秉承健康科普教育的优良传统，认真践行社会责任，组织动员广大医学专家积极投身医学科普创作与宣传教育。

　　近年来，学会重点推出了"健康方向盘"系列科普活动、"架起彩虹桥"系列医教帮扶活动和"上海市青年医学科普能力大赛"三项科普品牌。通过科普讲座、咨询义诊、广播影视媒体宣传以及推送科普文章或出版科普读物等多形式、多渠道，把最前沿的医学知识转化成普通百姓健康需求的科普知识，社会反响良好。配合学会百年华诞纪念活动，其间重点推出了百场科普巡讲活动和百位名医科普咨询活动。上海市医学会以其卓有成效的科普宣教工作受到社会各界好评，荣获上海市科委颁发的"上海科普教育创新奖-科普贡献奖（组织）二等奖"、中华医学会"优秀医学科普单位"和"全国青年医学科普能力大赛优秀组织奖"，成为上海市科协"推进公民科学素质"百家示范单位之一。

为纪念上海市医学会成立100周年，同时将《"健康中国2030"规划纲要》精神进一步落到实处，我们集中上海医学界的学术领袖和科普精英编著出版这套科普丛书，为大众提供系统的医学科普知识以及权威的疾病防治指南，为"共建共享、全民健康"的健康中国建设添砖加瓦。在这套丛书里，读者既可以"读经典"——呈现《再造"中国手"》等丰碑之作，重温医学大家叱咤医坛的光辉岁月，也可以"问名医"——每本书约有100名当代名医答疑解惑，解决现实中的医疗健康困扰。既可以通过《全科医生，你家的朋友》佳作，找到你的家庭医生，切实地感受国家医疗体制改革的努力给大众带来的健康保障；也可以领略《从"削足适履"到"量身定制"——医学3D打印技术》《手术治疗糖尿病的疗效如何》等医学前沿信息，感受现代医学科技进步带来的福音。

经典丰满的内容，来源于团结奋进、齐心协力的编写团队。这套丛书涉及上海市医学会所属的50余个专科分会，编委达2 000余名，参与编写者近5 000人，堪称上海市医学会史上规模最大的一次集体科普创作。我相信，每一位参与科普丛书的编写者都将为在这场百年盛典中留下手迹，并将这些健康科普知识传播给社会大众而引以为荣。

在此，我谨代表上海市医学会，向所有积极参与学会科普丛书编著的专科分会编委会及学会工作人员，向关注并携手致力于医学科普事业发展的上海科学技术出版社表示衷心的感谢！

源梦百年、聚力同行、传承不朽、再铸辉煌。愿上海市医学会薪火不熄，祝万千家庭健康幸福！

上海市医学会 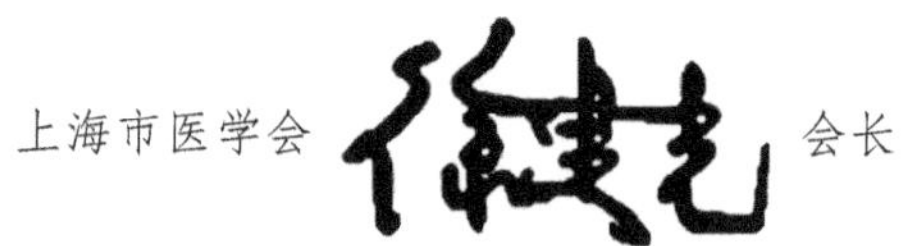 会长

2017年5月

前　言

肾脏病被称为"沉默的杀手"，病种繁多、病情迁延，占用了较多的医疗资源，给患者带来沉重的经济负担。在我国，慢性肾脏病的患病率为 10.8％，有 1.2 亿以上患者。肾脏病往往起病隐匿，且大众对慢性肾脏病的认识不足，往往贻误了肾脏病诊治的最佳时机。肾脏病发病率高、病死率高、知晓率低，且长期以来未被充分理解和重视，严重影响了肾脏病临床防治工作的全面开展。如何利用有限的医疗和经济资源，在较短的时间内，让更多的肾脏病患者得到合适的治疗，是肾脏病防治工作者必须面对和解决的重大医学问题，同时也是肾脏病学科快速发展的难得机遇。

"未病先防、既病防变"的思想在肾脏病的管理中具有重要地位。因此，上海市医学会肾脏病专科分会围绕这一主题，长期以来开展了大量医学科普工作，为推动慢性肾脏病的防治起到了重要作用。自 2006 年起，上海市医学会肾脏病专科分会利用"世界肾脏病日"（每年 3 月份的第二个周四）积极开展肾脏病知识宣传活动，围绕"您的肾脏健康吗""了解您的肾脏""平稳降压""保持肾脏健康""控制糖尿病，保护您的肾脏""保护肾脏，拯救心脏""捐献肾脏，延续生命"等主题举办大型主题宣传活动及义诊咨询活动。每次活动都设立健康知识讲座、免费义务咨询、现场免费健康测试等环节，上海电视台、上海人民广播电台、《解放日报》、《文汇报》、《新闻晨报》等数十家传统媒体和网络媒体对活动进行专题报道。"世界肾脏病日"系列宣教活动，得到了社会各界的高度评价，为普及肾脏病知识、增强民众防病治病的意识起到了良好的推动作用，达到了"积极发挥学术引导作用，推动肾脏病防治工作进展，及早诊断，积极预防"的目的。

2017 年恰逢上海市医学会成立 100 周年。值此百年华诞之际，为纪念上海市医学会成立 100 周年，弘扬学会"为万千家庭缔造幸福"的精神，上海市医学会肾脏病专科分会精心组织本市肾脏病学医务工作者们结合公众的健康需求，梳理肾脏病领域的科普知识，编写了这部具有实用性和时代感的肾脏病防治科普图书。对于他们的辛勤劳动，表示衷心的感谢！

本书目标读者为肾脏病患者和高危人群，兼顾普通大众，受众广、针对性强、实用性高，文字浅显易懂，编排生动有趣、深入浅出，着眼点均为肾脏病防治的重要知识点；集科学性、通俗性为一体，具有极强的可读性。普及医学科学知识、传播防病治病基本常识，为大众提供值得信赖的医学科普读物，体现了医务工作者的仁心仁术和上海市医学会肾脏病专科分会的社会责任担当。

在此，谨代表上海市医学会肾脏病专科分会郑重呼吁，希望能有更多的声音及行动关注肾脏病防治，共同普及肾脏病防治知识，倡导健康的生活方式和合理的饮食结构。希望通过我们的努力，促使人们对肾脏病早认识、早发现、早干预、早预防，从而延缓肾脏病进展、减少尿毒症发生，乃至让人们远离肾脏病！

祝愿我们都拥有健康的肾脏，拥抱美好的未来！

上海交通大学医学院附属仁济医院肾脏科主任、主任医师、教授
上海市医学会肾脏病专科分会主任委员
倪兆慧
2017 年 12 月

目 录

CHAPTER TWO
问名医

2

误|区|和|骗|局 …… 132

饮|食|和|保|健 …… 146

中 医 眼 中 的 肾 脏 病 ……… 162

中 医 药 治 疗 肾 脏 病 ……… 169

CHAPTER ONE

读经典

认｜识｜肾｜脏｜病｜

一、肾脏——默默无闻的"劳模"

肾脏，可能有人会觉得不就是一个"排泄器官"嘛。其实，肾脏除了排尿这个看似简单其实极为复杂的主要工作之外，还有很多繁杂且辛苦的工作要做，是人体器官中真正的"劳动模范"。

人体的各个器官协同合作，将营养物质进行分解代谢之后，会产生许多代谢产物，这里面有人体必需的营养物质，也有对人体无作用甚至有害的代谢废物，需要靠肾脏来"取其精华，弃其糟粕"。可别小看了它，这可是一项大工程！

肾脏的主要职责是形成尿液。在正常情况下，一个人体内的血液总量占体重的 7％～8％，也就是说体重 60 千克的成年人，全身有 4～5 升血液。尿液的生成经过两个步骤：首先，血液流经肾脏产生原始尿液，简称为原尿，每个小时通过肾脏的血流量约为 40 升。也就是说，为了滤出原尿，每小时全身的血液需要在肾脏通过 8～10 遍，而一昼夜滤出的原尿总量可以达到 180～200 升！读者一定觉得奇怪，自己每天的尿液总量可没这么多啊？其实，这些原尿是首次滤出的尿液，按着还要通过不同部位的肾小管的作用将其中的营养物质进行重吸收，将有害物质排出。这可是个精细活儿，在这个过程当中，原尿中 99％的水分和营养物质将会被身体重新吸收利用，代谢废物则通过输尿管、膀胱排出体外。因此，每天尿液总量为 1～2 升，根据每日喝水量的不同和药物等各种因素的影响，每日的尿液总量可有不同。

除了形成尿液这个主要任务之外，肾脏还是体内重要的内分泌器官。肾脏在调节红细胞和骨骼生长过程中起着十分重要的作用。肾脏能够产生促进造血的促红细胞生成素，少了它的催化作用，红细胞不能生长，会出现严重贫血。因此，肾脏病也是贫血的重要原因之一。

肾脏还能调节血压。肾脏会分泌收缩血管引起血压升高的物质，也会分泌分解这些物质的蛋白酶，两者共同作用，使血压维持正常。但是当肾脏发生各种病变的时候，内分泌系统的平衡被打破，引起血压升高的物质分泌显著增多，会引起极难控制的高血压。因此，一些难治性高血压的根源往往在肾脏。

肾脏还负责维生素D_3的活化，维生素D_3是身体钙吸收的重要催化剂，少了它，单吃钙片或者普通的维生素D无法纠正骨质疏松。

肾脏肩负着如此繁重的责任，每天干劲十足，为维持人体内环境的健康"默默奉献"着。我们应该给肾脏多一些呵护，少一些伤害！

（林　静　丁小强）

○ 摘编自《家庭用药》2010 年第 3 期

— 专家简介 —

丁小强

丁小强，医学博士、主任医师、教授、博士生导师，复旦大学附属中山医院肾脏科主任，上海市肾脏病与透析研究所所长，上海市肾脏疾病与血液净化重点实验室主任，上海市血液透析质量控制中心主任。曾任中华医学会肾脏病学分会常务委员兼副秘书长，上海市医学会肾脏病专科分会主任委员。现任国际血液透析学会理事，中国医师协会肾脏内科医师分会副会长，《中华肾脏病杂志》等多家杂志常务编委或编委。

从事肾脏内科疾病的基础和临床研究 31 年，尤其在急性肾损伤和血液净化治疗方面独树一帜，处于全国领先地位。曾先后主持制订 6 项指南或共识。

二、重视肾脏病的危害

肾脏是重要的人体器官，位于后腰部，它与输尿管、膀胱及尿道组成身体的泌尿排泄系统，但肾脏并不仅仅是一个单纯的排泄器官，而是一个对人体内环境和正常生理活动有着关键影响的重要脏器，对维持人的生命活动有着十分重要的作用。

常见的肾脏病症状有浮肿、高血压、血尿、泡沫尿、腰痛、恶心呕吐、贫血、少尿等。根据病程长短，可将肾脏疾病分为急性、慢性肾脏病两大类。急性肾脏病起病急，症状一般较明显，进展迅速，但经过及时诊治，肾功能大多可以恢复，如果延误诊治则可能导致肾功能不可逆损害，甚至进入终末期肾衰竭(尿毒症)；慢性肾脏病指肾脏损害时间超过 3 个月，临床表现不明显，许多患者早期甚至没有临床症状，直到疾病发展至肾功能明显异常才会出现多系统症状，是肾脏的"隐形杀手"。慢性肾脏病肾功能损害多不可逆，但早期和正规治疗可以控制疾病进展。

目前公众对肾脏疾病的重视程度远远不够。我国的调查数据显示，慢性肾脏病的患病率高达 10.8%，患病人数达到 1.2 亿人，但人群知晓率仅 12.5%。许多无症状或症状轻微的患者根本不知道自己有肾脏病，更谈不上及时治疗和保护肾功能；又如，高血压和糖尿病是肾脏病的重要病因，治疗过程中应定期检查肾脏是否出现病变，充分重视肾功能的保护，避免肾毒性药物，但大部分患者对此并不了解；还有许多肾脏病患者经过治疗症状缓解后不坚持治疗，导致疾病反复发作。大多数肾脏病患者是症状严重后才就诊，以至于发现时往往已到中晚期，甚至已到终末期，不仅治疗效果差，而且治疗费用高，给社会和家庭带来沉重负担。

关注肾脏，重视肾脏病的危害，应该重视常规体检，做到早发现、早治疗，更重要的是加强健康教育，唤起公众对肾脏病的重视，了解肾脏病的危害。

（杨　丽　梅长林）

○ 摘编自《新民晚报》2008 年 3 月 10 日

—— 专家简介 ——

梅长林

梅长林，主任医师、教授、博士生导师，解放军肾脏病研究所所长，享受国务院政府特殊津贴。上海市医师协会肾脏内科医师分会会长，中国医师协会肾脏内科医师分会副会长，中国非公立医疗机构协会副会长兼肾脏病透析专业委员会主任委员，中国研究型医院协会罕见病分会副会长。

擅长急性肾炎、慢性肾脏病、肾病综合征和急、慢性肾功能衰竭的诊断和治疗，特别擅长肾囊肿性疾病的诊断和治疗。

三、水肿——源头是心还是肾

可以引起全身性水肿的病因很多，其中以心源性及肾源性最为多见。所涉及的疾病可危及生命，故而早发现、早诊断、早治疗尤为重要。

肾源性水肿

肾源性水肿一般可分为肾病性水肿和肾炎性水肿两类。

特点以晨起最为明显。首先发生在组织疏松的部位，如眼睑或颜面部、足踝部。严重时可累及下肢及全身。所以如晨起出现颜面部水肿等，应首先怀疑肾源性水肿。

（1）肾病性水肿：主要见于肾病综合征。

由于肾脏病的低蛋白血症造成血浆胶体渗透压下降，全身毛细血管滤出增加，组织间隙体液积聚，导致产生水肿。又由于有效循环血量下降，醛固酮及抗利尿激素分泌增加，继发性产生水钠潴留，加重水肿。

水肿、大量蛋白尿、低蛋白血症、高脂血症为肾病综合征的四人特征。

（2）肾炎性水肿：主要见于急性肾小球肾炎患者，多为链球菌感染后。急性期后水肿可消退。

肾炎可致肾小球滤过率下降，而肾小管重吸收功能正常，引起水钠潴留而造成水肿。可合并血尿、蛋白尿、高血压，可有一过性肾功能下降。

最简单又常用的检查手段为尿常规检测，如出现尿蛋白阳性或红细胞，应予以高度重视，进一步行 24 小时尿蛋白定量、肾功能等检查，必要时行肾脏病理检查。

慢性肾脏疾病若未及时正规治疗，会进展为慢性肾功能衰竭，出现多系统并发症。而心血管系统病变是慢性肾功能衰竭的最常见死亡原因，常表现为高血压、动脉粥样硬化、心包炎甚至引发心力衰竭。

心源性水肿

特点是通常先从身体下垂部位开始，如下肢，以踝部最为明显，逐渐发展为全身性水肿。

水肿如是心源性的，一般发生较慢且隐匿，常伴右心功能不全的其他症状和体征，如心悸、颈静脉怒张、肝脾肿大甚至胸腹水等。

心源性水肿主要是在右心功能不全、缩窄性心包炎等疾病时，因体循环静脉压增高及毛细血管滤过压增加而导致水肿产生。

可行心电图、心脏超声、胸片等检查确诊。

水肿为常见的临床症状，应对此提高警惕，一旦出现相关症状，必须及时到肾脏科或心脏科就诊，以得到早期正规的治疗，防止慢性肾功能衰竭及严重心脏疾病的发生。

水肿自查法

用手指按压皮下组织较少部位(如小腿前侧)，出现明显的凹陷，称为凹陷性水肿。这是由于血管外的组织间隙中有过多的体液积聚所造成的。

（林宛兵　陈　楠）

○ 摘编自《家庭用药》2011 年第 3 期

—— 专家简介 ——

陈　楠

陈楠，上海交通大学医学院附属瑞金医院肾内科教授、主任医师、博士生导师，上海交通大学医学院肾脏病研究所所长，法国国家医学科学院外籍院士。

曾任中华医学会肾脏病学分会副主任委员、常务委员，中国医师协会肾脏内科医师分会副会长，上海市医学会肾脏病专科分会主任委员。现任中国医师协会肾脏内科医师分会常务委员、上海市医师协会肾脏内科医师分会副会长、中国研究型医院协会罕见病分会副会长等。

四、"病"了你,"高"了我——肾脏病与血压密切关系

肾脏在我们体内默默无闻地勤劳工作着,往往有了病也不"吭声",像个"轻伤不下火线"的模范标兵。然而,肾脏生病日久不治,它的"合作伙伴们"也会受它的"拖累"表现出种种不适,请看——

大年初六的早晨……伴随着一阵揪心的救护车警报声,年仅 30 岁的小张在家人的陪同下被送到了医院的急诊室。医生立即对她进行了体格检查:血压 210/120 毫米汞柱!

"这个小姑娘年纪这么轻,为什么血压这么高呢?"带着这样的疑问,医生对小张的病情进行了进一步追问和检查。小张半年前单位体检提示血压偏高,其他检查不详。一周前出现头晕、头痛伴恶心。尿常规:尿蛋白＋＋＋,血尿＋＋。肾功能:血肌酐 560 微摩/升。肾脏 B 超:双肾缩小,结构模糊。最终,小张被诊断为"尿毒症,肾性高血压"。

上面的病例在临床上并不少见,很多患者很早就有症状,但都被忽略了。其实高血压与肾脏病关系紧密,相互影响。肾脏疾病可导致血压升高,而高血压又可直接造成肾脏损害,若有其中任何一方治疗和掌控不力,就可导致恶性循环。

肾脏病如何导致高血压

高血压是肾脏病的重要伴随表现之一,由肾脏病引起的高血压称为肾性高血压。肾性高血压分为肾实质性高血压和肾血管性高血压两种。

常见的引起肾实质性高血压的疾病包括急慢性肾小球疾病、糖尿病肾病、狼

疮性肾炎、慢性肾功能不全、尿毒症等。

肾血管性高血压是由单侧或双侧肾动脉主干或分支狭窄引起，常见病因有炎症性、先天性和动脉硬化性等，大部分患者有舒张压中重度升高，体检时在上腹部或背部肋脊角处可听到血管杂音。

肾脏病引起高血压的原因主要是由于肾脏受损时肾小球滤过率降低，水、钠排泄功能障碍，导致水钠潴留和血容量增加。另外，肾脏中一些缩血管物质分泌增加，而扩血管物质分泌减少，交感神经兴奋性增加，从而引起血压升高。在肾动脉狭窄的患者中，由于肾脏缺血引起肾素活性增高也可导致高血压。

高血压如何损伤肾脏

肾脏是高血压的重要靶器官，高血压控制不佳必定会伤肾。高血压所致肾动脉硬化可由长期高血压未能良好控制，或由于年老，血管逐渐老化造成。其结果可引起肾脏缺血，直接导致肾脏损害。早期仅出现夜尿增多，后出现蛋白尿，部分患者可逐渐进展至肾功能不全、尿毒症。恶性高血压（舒张压超过 130 毫米汞柱）可短期内引起肾小血管坏死，肾功能急进性恶化。

早期诊断肾性高血压

平时注意有无浮肿、夜尿增多、尿中泡沫增加等症状。定期检查尿常规，尤其是微量白蛋白尿，有助于早期发现肾脏疾病。抽血检查肌酐明确肾功能同样重要。做腹部 B 超可以明确肾脏大小、结构、有无肾动脉狭窄等信息。如条件允许，可行肾脏穿刺检查明确诊断。

得了肾脏病该如何控制血压

不管是肾脏病引起高血压，还是高血压引起肾脏病，对血压控制都有特殊要求。如果 24 小时蛋白尿小于 1 克，血压应控制在 130/80 毫米汞柱以下；如果 24 小时蛋白尿大于 1 克，血压需控制在 125/75 毫米汞柱以下。

肾脏病患者的高血压较原发性高血压难以控制。应积极改变饮食习惯，尤其应限制钠盐的摄入。在药物上应选择既能有效降压又能保护肾脏的药物。

优选血管紧张素转换酶抑制剂（ACEI）/血管紧张素 Ⅱ 受体阻滞剂（ARB）联合其他类型降压药（需在医生指导下使用）。

注意：当一些特殊情况如肾动脉狭窄或肾功能下降时，血管紧张素转换酶抑制剂或血管紧张素Ⅱ受体阻滞剂不能使用或要减少剂量。

（王　琴　倪兆慧）

○ 摘编自《家庭用药》2012 年第 3 期

— 专家简介 —

倪兆慧

倪兆慧，医学博士、主任医师、教授、博士生导师，上海交通大学医学院附属仁济医院肾脏科主任。现任中华医学会肾脏病学分会常务委员，中国医师协会肾脏内科医师分会常务委员，中国中西医结合学会肾脏疾病专业委员会常务委员兼秘书长，上海市医学会肾脏病专科分会主任委员，上海市中西医结合学会肾脏病专业委员会主任委员及《中华肾脏病杂志》等多家杂志常务编委或编委。

擅长各类急慢性肾脏疾病危重病和难治性肾脏病的诊治和血液净化规范化诊治。

五、糖尿病患者速去查查肾

糖尿病肾病是一种由糖尿病引起的继发性肾脏病，是糖尿病患者最主要的微血管病变之一。其发病机制可能与糖代谢异常，肾脏高灌注、高压力和高滤过，氧化应激，以及遗传等多因素有关。在我国，糖尿病肾病的发生率呈逐年上升趋势。

治疗糖尿病肾病的关键在于早期诊断。若患者有较长的糖尿病病程（1 型糖尿病病程超过 10 年，2 型糖尿病病程超过 5 年）且出现微量白蛋白尿，或同时合并糖尿病视网膜病变者，应考虑糖尿病肾病可能，肾穿刺活检可确诊。为早期发现和诊断糖尿病肾病，1 型糖尿病患者在诊断 5 年后，2 型糖尿病患者一经诊断，就要每年接受肾脏病筛查。

筛查内容包括：随机尿的尿白蛋白/肌酐比值（ACR），测量血肌酐值评估肾小球滤过率（GFR），监测血压和体重，进行眼底检查明确有无糖尿病视网膜病变等。存在血糖控制不佳、胰岛素抵抗、持续高血压、蛋白质摄入过多、高脂血症、肥胖、遗传、吸烟等高危因素的糖尿病患者，应更警惕是否存在肾脏病变。

目前，糖尿病肾病主要通过控制可能导致病情进展的危险因素进行综合干预，具体措施包括：改善生活方式（适当运动、限盐、戒烟酒等）；强化血糖控制；若无禁忌证，可服用血管紧张素转化酶抑制剂/血管紧张素 II 受体拮抗剂类药物控制血压、降尿蛋白；应用他汀类药物调节脂代谢紊乱；限制饮食中蛋白质的摄入；防治糖尿病肾病急性加重的诱因，如感染、梗阻、肾毒性药物、水电解质酸碱平衡紊乱、有效血容量不足等。

若病情进展至肾小球滤过率（GFR）＜15 毫升/分钟，并有明显尿毒症临床表现，经药物治疗不能缓解时，应及时进行透析治疗。需要提醒的是，目前尚无治疗糖尿病肾病的特效药物，患者切莫相信所谓的"特效药"。

（倪兆慧　周文彦）

○ 摘编自《大众医学》2014 年第 10 期

六、系统性红斑狼疮患者，请速去查查你的肾

曾经风靡一时的网络小说《第一次亲密接触》让很多人知道了红斑狼疮，也让人直接联想起面部红斑等皮肤损害，但对其与肾脏的关系知之不多，从而延误了最佳治疗时机。肾脏病变的程度直接影响了红斑狼疮患者的预后，因此系统性红斑狼疮(SLE)患者应警惕肾脏损害。

患者，女性，25 岁。三年前因面部红斑、脱发、口腔溃疡诊断为SLE，此后服用激素治疗，但病情时有反复。三月前，患者妊娠后出现尿泡沫增多，未在意。一月前，患者自觉纳差、恶心、双下肢明显浮肿，去医院就诊发现大量蛋白尿、血肌酐升高。医生诊断为狼疮性肾炎、急性肾损伤。

系统性红斑狼疮对于人们来说可能并不陌生，但是许多人首先想到的是面部红斑等皮肤损害，对其与肾脏的关系知之不多，从而延误了最佳治疗时机。肾脏病变的程度直接影响了红斑狼疮患者的预后，因此 SLE 患者应警惕肾脏损害。

系统性红斑狼疮为什么会影响肾脏呢？其机制非常复杂，主要和自身抗原-抗体复合物沉积于肾组织从而引起一系列免疫损伤反应有关。据报道，大约有70％的 SLE 确诊患者有不同程度临床可见的肾脏损害。如行肾活检，几乎所有的系统性红斑狼疮患者的肾组织都会有病理改变。因此，系统性红斑狼疮患者不应只去风湿科求治，也应及时去肾脏科就诊，必要时需进行肾活检穿刺明确病理类型，从而指导治疗。

狼疮性肾炎临床症状多样。轻者仅有无症状性蛋白尿或血尿；部分患者可呈肾病综合征，表现为尿中泡沫明显增多伴有水肿、高血压、高血脂；少数患者起

病急骤，肾功能短期内恶化甚至发生急性肾衰竭。如活动性病变未得到有效控制，病情迁延不愈，部分患者可逐渐进展至慢性肾功能不全甚至尿毒症。

"早发现、早诊断、早治疗"是改善患者预后的关键。那么如何早期发现 SLE 对肾脏的损害呢？建议红斑狼疮患者应每年接受肾脏病筛查，其中筛查内容包括随机尿的尿白蛋白/肌酐比值，尿常规，测量血肌酐值计算肾小球滤过率等。另外，系统性红斑狼疮具有一定的遗传性，因此有系统性红斑狼疮家族史的人群更应接受肾脏病筛查，从而早期发现疾病，及时治疗。

狼疮性肾炎的患者需根据临床表现以及肾穿刺病理检查结果进行个体化治疗。除了使用激素及免疫抑制剂外，还可给予羟氯喹、ACEI/ARB 类药物降蛋白尿以及调脂等非特异性治疗。值得注意的是，免疫抑制治疗需在肾脏科医生的指导下使用，切勿自行减药或停用。

总而言之，肾脏是系统性红斑狼疮较易累及的器官，且肾脏病变的严重程度与预后紧密相关。一旦患者确诊为系统性红斑狼疮，应警惕肾脏损害，请记得速去查查肾！

（倪兆慧）

○ 摘编自《新闻晨报·健康周刊》2015 年 3 月 12 日

七、感冒引发肾炎，并非危言耸听

每当季节交替之时，也是多种呼吸道细菌和病毒传播、扩散的时候，此时容易诱发急性上呼吸道感染，也就是我们通常所说的"感冒"。每个人都有感冒的经历，对感冒的症状如打喷嚏、乏力、喉咙痛、四肢酸痛、发热等也相当熟悉，一般自己吃点药，多饮水，注意休息，是可以自愈的。因此，很少有人注意到小小的"感冒"，也有可能对自己身体最为重要的排泄和代谢调节器官——肾脏，造成伤害。

有人在感冒后不久的某天晨起，突然发现眼睑、颜面出现了浮肿，起初认为可能是休息欠佳或饮食不当引起，但经几日调理非但不见好转，甚至出现了下肢指压凹陷性的水肿，可伴尿量减少，此时应当注意是不是有"肾病综合征"的可能。肾病综合征以大量蛋白尿(24 小时尿蛋白定量＞3.5 克)、水肿、低白蛋白血症和高脂血症为特点，以水肿为特征，起病隐匿，约 30％的患者起病与上呼吸道感染有关，预后因病理类型的不同而异，诊断和治疗依赖肾穿刺活检的病理结果。

有人在感冒后的几天甚至几个小时内，突然发现小便的颜色呈茶色或酱油色，而且随感冒的加重或减轻，尿色可加深或正常。遇到这种情况，读者一定会非常担心，会积极就诊，而此时有可能，你被诊断为"IgA 肾病"。IgA 肾病以肾小球系膜区 IgA 沉积为特点，是世界上最常见的原发性肾小球病，30％的 IgA 肾病患者发病与前驱上呼吸道感染有关。可只表现为孤立性血尿，或反复发作的肉眼血尿，也可合并高血压，甚至肾功能减退。

当出现上述这两种情况时，我们都可将肾脏受到的伤害称为"急性肾炎综合征"。那么，为什么小小的感冒会引起肾炎呢？

我们以 IgA 肾病为例。IgA 是一种免疫球蛋白即抗体，主要参与黏膜免疫。感冒时，抗体与外来入侵的病原即抗原结合，形成抗原-抗体复合物，以清除入侵者。但同时，形成的抗原-抗体复合物会随血液的流动循环到肾脏，沉积在肾组织，诱发免疫反应，对肾脏造成伤害，这就是 IgA 肾病有 IgA 沉积的原因。更为严重的是，当某些抗原与肾脏某些结构相似时，抗体会错误识别，对肾脏攻击，造成更为严重的损伤，比如新月体肾炎。由此可见，感冒引起的肾炎并不是由病原体直接作用，而是因自身对其应答造成，而每个人的免疫应答过程又不尽相同，因此并不是所有人在同一种情况下都会发病。

当感冒后出现持续乏力或腰背酸痛、水肿、肉眼血尿时，应当警惕"肾炎"的发生，并及时向医生咨询。同时切记一定不能乱用感冒药，尤其是抗生素。因为包括青霉素类、头孢霉素类等在内的抗生素和一些解热镇痛药如吲哚美辛，都会对肾脏造成损伤，引起肾脏损害，若不及时处理，便有可能进入终末期肾病，即我们所说的尿毒症。

相比于成人，儿童感冒后的"肾炎"有其特殊性。儿童最常见的原因是急性链球菌感染后肾炎，多在感染猩红热或扁桃体炎的 7～20 天发生，以血尿为初发症状，可轻可重。但因该病是自限性的，一般经休息或对症治疗 3 个月后可自行恢复，因此家长无需过度惊慌，当患儿出现肉眼血尿时，应立即就诊，同时提供有价值的前驱感染病史。

除了感冒，在此还想提醒各位读者，一些特殊类型的感染性疾病如乙肝、丙肝、结核、流行性出血热甚至艾滋病，都会对肾脏造成损伤，因此因肾脏损害求医时，也应向医生提供相关感染病史，以帮助诊断。

肾脏作为我们最重要的代谢器官，每天默默地工作，维持内环境的稳定。然而肾脏病通常起病隐匿，难以察觉。当感冒后出现水肿、尿液颜色加深等反常现象时，尤其是平日工作繁重的年轻朋友，应当及时向医生咨询，切忌存有侥幸心理讳疾忌医，而应以积极诊治的态度及早发现问题，保护好我们的肾脏。

（刘玉梅　汪年松）

○ 摘编自《家庭用药》2013 年第 3 期

── 专家简介 ──

汪年松

汪年松，主任医师、教授，上海交通大学附属第六人民医院肾脏内科主任，上海交通大学、苏州大学肾脏病学博士生导师。

上海市医学会肾脏病专科分会副主任委员，中华医学会肾脏病学分会委员，中国中西医结合学会肾脏疾病专业委员会常务委员，中国医师协会肾脏内科医师分会常务委员，中国医院管理协会血液净化分会委员，华东地区肾脏病协作组常务委员。

八、药物性肾损害需防患于未然

俗话说："是药三分毒。"药物好比是一把双刃剑，在治疗疾病的同时，也或多或少对人体造成伤害。作为药物最重要的代谢和排泄器官之一，肾脏受到药物损害的机会也自然大大增加。目前，临床上由于药物使用不当引起的急慢性肾功能不全日益增多，故需提高对药物肾毒性的认识，以防止和减少药物性肾损害的发生。以下多种药物可引起肾损害。

（1）抗生素：主要有以下四种。

1）氨基糖苷类药物（新霉素、庆大霉素等）：抗生素中此类药物肾毒性最大，是诱发药源性肾损害的最常见原因。发生肾损伤的临床表现为血尿、蛋白尿和管型尿，严重时出现少尿、无尿或急性肾衰竭。此类药物毒性与用药持续时间和剂量等有关。

2）青霉素或头孢菌素：这两种药物可引起Ⅳ型变态反应，导致过敏性间质性肾炎，其中第一代头孢菌素的肾毒性较大，第二代头孢菌素次之，而第三和第四代头孢菌素几乎无肾毒性。

3）磺胺类药物（如复方新诺明等）：此类药物易导致产生肾内结晶，从而引起梗阻性肾脏病，临床可表现为血尿、肾绞痛或急性肾衰竭。

4）其他抗生素：喹诺酮类药物（环丙沙星、诺氟沙星等）、红霉素、林可霉素、万古霉素和抗病毒药物（如阿昔洛韦、拉米夫定和干扰素等）等，亦可引起肾脏损伤。

（2）解热镇痛药：此类药物包括阿司匹林、对乙酰氨基酚、布洛芬、吲哚美辛、美洛昔康、塞来昔布等。此类药物有抗炎、解热和镇痛作用，临床多用于类风湿性关节炎、创伤性骨关节炎、颈椎病、腰椎间盘病变、偏头痛、痛经等慢性疾病。解热镇痛药可使肾内血管收缩导致肾损伤，表现为肾血流量及肾小球滤过率快速下降、尿沉渣形成等，严重者可引起肾小管细胞坏死。此外，此类药物也可引起急性间质性肾炎，长期服用则易引起慢性间质性肾炎和肾实质坏死。值得重视的是，多种品牌的感冒药（如安乃近、酚氨咖敏片、百服宁、泰诺、康泰克等）都含有上述药物成分，切不可滥用。

（3）降压药：利尿剂（呋塞米和氢氯噻嗪等）、血管紧张素转换酶抑制剂（如卡托普利、培哚普利和依那普利等)和血管紧张素受体拮抗剂(如缬沙坦、氯沙坦和厄贝沙坦等)等都可引起急性过敏性间质性肾炎。此两类药物可引起肾血流灌注减少,在某些患者中可能导致肾前性急性肾损伤。目前临床上,此两类药物是很多肾脏病患者的首选降压药,长期服用有助于保护心肾功能,但仅适用于轻中度肾功能不全的患者。服药期间应定期监测肾功能,根据需要及时调整剂量。而对于重度肾功能不全、双肾动脉狭窄患者,可能会在短期内引起肾功能恶化及其他不良反应,应避免使用。

(4) 造影剂:近年,增强CT、静脉肾盂造影和心血管造影等各类检查的应用日渐广泛,由此引起的急性肾功能损害也越发常见,称为造影剂肾脏病。造影剂不仅可引起肾内血管收缩致肾损伤,还可直接损伤肾小管上皮细胞。故在使用造影剂前,应全面评估风险,对于既往有慢性肾功能不全、糖尿病、高血压和高龄等危险因素的患者,如因病情需要使用造影剂,推荐使用等渗、低黏度、非离子型造影剂。并尽量减小剂量,避免短期内重复使用。

(5) 中药:在许多人眼中,中药是安全的、无毒的,其实不然。许多中药服用不当都可损害肝、肾及消化道等。常见的可伤肾的单味中药包括以下几种。①植物类中药:关木通、木防己、汉防己、马兜铃、厚朴、天仙藤、青木香、苦丁茶、朱砂莲、细辛、苍耳子、罂粟壳、泽泻等;②动物类中药:鱼胆、海马、蜈蚣和蛇毒等;③矿物类中药:含砷类(砒霜和雄黄等)、含汞类(朱砂和升汞等)、含铅类(铅丹)及明矾等;④复方中成药:包括龙胆泻肝丸、冠心苏合丸、甘露消毒丹、妇科分清丸、当归四逆汤和中华跌打丸等。

(6) 其他:如抗肿瘤药物(环磷酰胺、顺铂、卡铂、长春新碱和丝裂霉素等)、免疫抑制剂(环孢素、吗替麦考酚酯和他克莫司等)、金属制剂(汞、铜、铋和铁剂等)和抗结核药物(利福平等),也可诱发肾小管坏死和急性肾衰竭,大剂量或长期服用上述药物可产生严重而持久的肾毒性,需密切随访肾功能。

特别提醒

要预防、早期发现药物性肾损害,必须注意以下几点。①避免滥用药物,特别是杜绝滥用抗生素和解热镇痛药。②老年人、儿童注意按年龄、体重调整用药剂量;肾功能不全者应按肾功能减退程度酌情递减药物剂量。③记录曾发生过的药物不良反应(包括过敏反应),就诊时主动告知医生,以避免再次用药引起过敏性肾损害。④某些特殊致病菌感染必须选用毒性较强的肾损伤药物时,应避免与强效利尿剂合用,以防诱发循环血容量不足,加重药物的肾毒性。同时用药期间应定期检查尿常规和肾功能,若出现腰酸无力、小便异常(颜色变深、泡沫多而不消散、尿量明显减少）、四肢浮肿、血压升高等情况，应立即停药并及时到肾脏科诊治。

（晋 玮 滕 杰）

○ 摘编自《中国社区医师》2012 年第 33 期;《中国医学论坛报》2011 年 12 月 19 日

—— 专家简介 ——

滕 杰

滕杰，主任医师、硕士生导师。复旦大学附属中山医院肾脏科副主任、急性肾损伤亚专科主任，上海市肾脏病与透析研究所急性肾损伤研究室主任。上海市医学会肾脏病专科分会副主任委员、血液透析与危重症连续性肾脏替代疗法学组组长。

长期从事肾脏病的临床和基础研究，尤其擅长危重肾脏病诊治和血液净化疗法。

诊|断|和|治|疗|

九、肾脏病摸底谁说了算

普通人群中,定期检查尿常规、肾功能和肾脏B超是早期发现慢性肾脏病最有效、最简便的方法。

尿常规是临床上不可忽视的一项初步检查,不少肾脏病变早期就可以出现蛋白尿、血尿或者尿沉渣中有管型成分。一旦发现尿检异常,常是肾脏或尿路疾病的第一个指征,亦常提示需要进一步检查和及时治疗。对具有慢性肾脏病危险因素的人群要特别关注尿常规的检查。糖尿病、高血压、有肾脏病家族史、代谢性疾病(肥胖、高血脂、高尿酸)、长期使用肾毒性药物(如非甾体类抗炎药、抗生素等)、自身免疫病、慢性泌尿系统感染、尿路梗阻、高凝状态、全身性感染、>60岁、高蛋白饮食、吸烟、过度饮酒、急性肾功能衰竭恢复期的患者,应定期进行尿蛋白甚至尿微量白蛋白检测。

长期以来,临床普遍用血清肌酐评估肾功能,但缺乏足够的敏感性。血肌酐受饮食影响较大,当进食肉类食物后,血肌酐可在短时间内迅速升高,因此体检前2～3天应该素食、避免饮酒以及剧烈运动。此外,血清肌酐受年龄、种族和性别的影响较大,血清肌酐水平相同的年轻男性和老年女性,其肾功能完全不同。其次,由于肾脏具有强大的代偿功能,只有当肾功能减退40%以上时,血清肌酐才会上升,因此大部分慢性肾脏病3期患者的血清肌酐还处于正常偏高水平,通常不受重视,容易漏诊。公式法计算肾小球滤过率(GFR)、放射性核素检测、内生肌酐清除率测定、碘海醇血浆清除率测定、血胱蛋白酶抑制剂(胱抑素)测定等均可应用于肾功能不全的早期评估。尤其是胱抑素,是评价早期肾损伤的敏感指标,在血肌酐还没有升高的情况下就会早期升高。一般建议采用2～3种方法进行综合评估。尤其是对于一些特殊人群如肥胖者、儿童、高龄等,需要注意选择合适的评估手段。

在条件允许的情况下,建议做肾脏彩色超声检查而不仅是黑白超声检查。两者有很大区别,黑白超声只能了解肾脏的形态、大小等情况,彩色超声还能了解肾脏动脉血流等情况，这是早期发现和预防慢性肾脏病的有力武器。

（叶朝阳　许　晶）

○ 摘编自《家庭用药》2009 年第 3 期

—— 专家简介 ——

叶朝阳

叶朝阳，上海中医药大学附属曙光医院肾病科主任医师、教授、硕士生导师，法国巴黎第六大学访问学者。曾任上海市医学会肾脏病专科分会副主任委员。

长期从事慢性肾炎、IgA 肾病、糖尿病肾病、狼疮性肾炎、急性肾损伤和慢性肾衰竭的诊断和治疗。

十、既便宜又实用的尿常规检查

尿常规在临床上是一项不可忽视的初步检查，不少肾脏病变早期就可以出现蛋白尿或者尿沉渣中有形成分。一旦发现尿异常，常是肾脏或尿路疾病的第一个指征。

一般单次尿液分析的检查项目，分成两类：试纸试验与尿液沉渣检查，两者须同时进行方能互补，这也就是我们平常所说的尿常规检查。尿常规检查内容包括尿的颜色、透明度、酸碱度、红细胞、白细胞、上皮细胞、管型、蛋白质、比重及尿糖定性。

尿比重、糖分正常尿液的酸碱度为5～7，比重1.015～1.025。尿比重过低，小于1.010，可能代表肾小管功能受损，无法执行浓缩功能。正常尿液中不含有糖分，若出现尿糖，除糖尿病或其他引起血糖升高的疾病外，有可能是肾小管异常的初期症状。此时血糖可正常，尿糖是因肾小管不能全部重吸收葡萄糖引起的，称为"肾性糖尿"。

血尿有隐血反应，可能是血尿，也可能是血红蛋白或肌红蛋白造成的色素尿。血尿有镜下血尿、肉眼血尿之分，包括肾性血尿、非肾性血尿。肾性血尿由肾实质病变引起，非肾性血尿可能由结石、肿瘤、感染等病变引起，需进一步行尿相差显微镜检查鉴别血尿的来源。而血红蛋白尿同溶血、红细胞破裂有关，肌红蛋白尿同横纹肌溶解或挤压伤综合征等有关。

白细胞过多，除泌尿系感染外，也见于急性间质性肾炎、急性肾炎及狼疮性肾炎等。应排除生殖道分泌物污染。

蛋白尿提示肾实质病变，包括原发性及继发性肾小球疾病。但除了肾脏病会出现蛋白尿外，某些生理状况如发热、剧烈运动等，也会引起蛋白尿。体内球蛋白制造过度，如患多发性骨髓瘤，从尿液排出的尿蛋白也会增加。

尿微量白蛋白尿中微量白蛋白测定是一种灵敏、简便、快速的测定方法，在常规实验室中应用广泛，对早期肾损害的诊断远远优于常规定性或半定量试验。微量白蛋白尿见于糖尿病肾病、高血压、妊娠子痫前期，是肾损伤的早期敏感指标。微量白蛋白尿的筛查有以下三种方法：①留取任何时间点的尿液，测定白蛋白和肌酐的比值；②留取 24 小时尿液，测定 24 小时尿白蛋白量；③留取一段时间的尿液，测定尿白蛋白排泄率。

（谢园园　倪兆慧）

○ 摘编自《家庭用药》2013 年第 3 期

十一、观小便泡沫查蛋白尿

　　蛋白尿，顾名思义是指尿中蛋白含量超过正常范围。蛋白尿分生理性和病理性，我们通常讲的蛋白尿多指病理性蛋白尿，一般存在肾脏病变，可为肾小球毛细血管壁损伤(如免疫损害)致肾小球通透性增高，或肾小管蛋白重吸收功能缺陷，或大量轻链蛋白溢出。那么，如何早期发现蛋白尿呢？

　　(1) 注意观察小便是否有泡沫：泡沫尿一般提示尿中出现蛋白，这种泡沫的特征往往是尿液表面漂浮着一层细小的泡沫，久久不消失，应注意与尿流急时或糖尿病患者形成的大泡沫区别，这种大泡沫一般短时间内便可消失。

　　(2) 定期检查尿常规，必要时查 24 小时尿蛋白定量。每年定期检查尿常规是非常廉价、方便的方法。

　　(3) 高危人群定期筛查尿蛋白：慢性肾脏病病因多种多样，具有慢性肾脏病危险因素的人群需要我们的特别关注，这些危险因素包括：糖尿病、高血压、自身免疫病、全身性感染、大于 60 岁、有肾脏病家族史、急性肾功能衰竭恢复期等。这些高危人群应定期进行尿蛋白甚至尿微量白蛋白的检测。

（陈　楠）

○ 摘编自《家庭医生报》2009 年 10 月 19 日

十二、有效控制血糖时莫忘肾脏安全

　　根据上海城区一项覆盖 1 000 多例 2 型糖尿病患者的调查推断,我国糖尿病患者中合并慢性肾脏病(CKD)1～5 期的比例高达 64％。糖尿病肾病是 2 型糖尿病最常见的微血管慢性并发症之一,也是 2 型糖尿病最重要的死亡原因之一。同时,2 型糖尿病也是加速慢性肾脏病发展的重要"幕后推手"。有资料显示,我国慢性肾脏病(CKD)的发病率逐年上升,预计成年人中的患病率已经超过10％,也就是我们身边每 10 个人就有一个 CKD 患者! 近年来由于 2 型糖尿病高发,我国糖尿病合并 CKD 的患者人数也在激增。

　　有研究表明,糖尿病肾病进展至肾功能衰竭(也就是我们常说的尿毒症)的速度大约是其他肾脏疾病的 14 倍。一旦病情发展到肾衰竭阶段,患者大多数需要依赖透析治疗,不但自己的生存和生活质量受到极大影响,也给家庭带来沉重的经济负担。另外,2 型糖尿病和慢性肾脏病均显著增加心血管事件风险,而两病合一则无异于火上浇油,让心血管事件风险进一步加剧。

　　早期严格控制血糖可明显减少糖尿病肾病的发生,延缓其进展,部分患者经早期积极治疗后可逆转。

　　第一,早期积极治疗,选择降糖治疗效果好且肾脏安全性高,可在慢性肾脏病患者中全程使用(CKD1～5 期)的口服降糖药如瑞格列奈。该口服降糖药已得到中国专家共识的用药推荐。从降糖疗效看,降低糖化血红蛋白的效果与磺脲类及二甲双胍相当。从肾脏安全性看,只有不到 8％的代谢产物经肾脏排泄,无肾脏损害,且代谢产物没有降糖作用,不易在体内蓄积发生低血糖。不同程度肾功能损害的 2 型糖尿病患者,均不显著增加低血糖的发生。

　　第二,有了安全有效的降糖武器还不够,2 型糖尿病合并慢性肾脏病需要早期综合治疗。除了严格控制好血糖,降低蛋白尿,患者还需要控制血压达标(＜130/80 毫米汞柱),调脂(LDL－C＜100 毫克/分升),预防贫血,抗血小板聚集等。选择药物上需"肾"重,避免使用肾毒性药物。当然,改善生活方式,如戒烟、适当运动、控制体重,饮食上限制蛋白和盐摄入,以水果、蔬菜、低脂乳品为主，也是管理疾病的至关重要一环。

（陈　楠）

○ 摘编自《新闻晨报》2014 年 3 月 19 日

十三、补充营养需避免微炎症状态

　　限制蛋白质饮食，是治疗慢性肾脏病特别是慢性肾衰竭的一个重要环节。但进行低蛋白饮食、极低蛋白饮食治疗时，可能出现营养不良、微炎症状态。对于糖尿病肾病患者来说，饮食治疗除了需要注意低蛋白、控制总热量外，还需遵循低盐、低脂、低蛋白等饮食原则，饮食禁忌繁多，营养不良的风险更高。为防止营养不良，建议患者可同时适当补充复方 α 酮酸制剂(开同)。

　　肾脏病早期肾功能正常时，并不强调一定要实施低蛋白饮食，糖尿病患者按照糖尿病的饮食原则即可。但一旦肾功能受损，出现持续蛋白尿，就需采用低蛋白饮食。高蛋白饮食会增加肾脏的负担，出现蛋白尿后更会损害肾小管。所以在糖尿病肾病的第 4～5 期(出现大量蛋白尿)，必须把蛋白质摄入量严格控制在 0.6～0.8 克/(千克·日)以下。研究表明在糖尿病肾病第 3 期(出现微量蛋白尿)如开始低蛋白饮食治疗可减少肾脏负担有助于延缓肾脏病的进展。因此，临床治疗提倡此阶段就把蛋白质摄入量控制为 0.6～0.8 克/(千克·日)。

　　低蛋白饮食即使采用优质动物蛋白，必需氨基酸的摄入仍然会不足，易造成患者营养不良。营养不良使机体处于危险的微炎症状态，会加重感染，增加心血管风险，使肾脏病病情雪上加霜。目前低蛋白饮食加复方 α 酮酸制剂(开同)的现代营养疗法已普遍应用于肾脏病的临床治疗。临床证明，患者配合服用复方 α 酮酸制剂(开同)后一般不再出现营养不良，身体抗感染、抗炎症的能力提高，有利于防止各种感染和心血管等并发症发生，对延缓肾脏损害有直接效果。开同每天应服用 12 片以上，并建议长期服用。

　　实施低蛋白饮食治疗，一般建议选择优质动物蛋白，不吃植物蛋白。但最近有研究发现，大豆蛋白有抗氧化、抗炎症功效，对肾功能有一定好处。所以制订低蛋白饮食方案时，应对各种蛋白质综合考虑。

(王伟铭)

○ 摘编自《医师报》2010 年 4 月 12 日

— 专家简介 —

王伟铭

王伟铭，医学博士，上海交通大学医学院附属瑞金医院主任医师、博士生导师，中华医学会肾脏病学分会常务委员，上海市医学会肾脏病专科分会委员兼秘书，中国中西医结合学会肾脏病专业委员会委员。

从事肾脏病的临床和基础研究，包括原发性肾小球肾炎治疗，尤其是 IgA 肾病治疗、慢性肾脏病的一体化治疗以及继发性肾脏病治疗，遗传学肾脏疾病、肾小管疾病诊断及治疗，同时开展生物标记物在肾脏疾病中的探索及应用，还开展肾脏炎症、纤维化等在肾脏疾病进展中的作用机制及防治研究。

十四、肾囊肿需要治疗吗

近年来，随着各种影像学检查的普及，"肾囊肿"患者越来越多。不少患者手执 B 超、CT 或者磁共振（MRI）检查报告单追问医生："肾囊肿是怎么回事?""我的肾脏有囊肿，需要治疗吗?""我该如何治疗?"

其实，患了肾囊肿大可不必过于紧张，很多患者甚至不需要治疗，关键要做到正确认识、正确对待。

单纯性肾囊肿生长缓慢，对于情况良好、无特殊不适症状的患者，一般无需特殊治疗，但应定期复查。肾囊肿患者出现下列情况，如持续疼痛而药物不能缓解、囊肿体积较大（直径大于 5 厘米以上）、患者腹胀、腰痛症状明显、引起顽固性高血压、囊肿压迫肾脏血管导致短期内肾功能下降、发生难以控制的感染、复查发现囊肿内部发生变化不排除恶变以及定期监测出现肾功能逐渐下降者，均应当积极至医院接受相应治疗。

目前尚缺乏阻止肾囊肿长大的有效药物，主要治疗原则为积极控制并发症、延缓疾病进展，必要时可慎重考虑手术治疗。

肾囊肿患者日常应忌吸烟，忌饮浓茶、咖啡及含乙醇饮料，忌吃巧克力。早期无需特意改变生活方式或限制体力活动，但需注意休息，囊肿较大时应避免剧烈的体力活动或腹部受压。　过性的疼痛可适当使用止痛剂，注意调整血压、血脂水平，及时防治泌尿系及囊肿感染，及早控制囊肿出血。常染色体显性多囊肾相对发展较快，虽然近年来相关发病机制研究取得很大的进步，但迄今仍无特效防治方法。

保守治疗无效的患者在医生仔细评估后可慎重考虑介入或手术治疗。其中，超声引导下囊肿穿刺抽液术是最常用的一种微创介入治疗方法，先用 B 超确定囊肿的大小、位置、深度以及穿刺的方向，然后在 B 超引导下将特殊的穿刺针插入到囊肿内，先抽出囊液，再往囊中内注入一定量的硬化剂（如无水乙醇等），冲洗囊腔，最后保留一部分硬化剂在囊肿腔内。这样做可以把囊壁破坏掉，使其不再产生囊液，还可以使其形成粘连，防止囊肿复发。经过这样的治疗，囊肿能缩小甚至消失。对于不适宜采用超声引导下囊肿穿刺抽液术的患者，可以采用其他手术治疗方法，如囊肿去顶减压术、腹腔镜下去顶减压术、高选择性肾血管内栓塞术、肾囊肿切除术等。

（陈冬平　郁胜强）

○ 摘编自《家庭用药》2010 年第 3 期

—— 专家简介 ——

郁胜强

郁胜强，海军军医大学附属长征医院肾内科主任，解放军肾脏病研究所副所长，副教授、副主任医师、博士后、硕士生导师。

擅长慢性肾炎、肾病综合征、急慢性肾衰竭，特别是肾囊肿性疾病的诊治。对肾穿刺、内瘘及腹透管植入等手术积累了丰富的经验。

十五、得了肾结石如何是好

　　午夜十点，踢完一场酣畅淋漓的足球，洗好澡后正准备入睡的小张，突然觉得左侧腰背部酸痛。初以为是运动拉伤腰背部肌肉，给他贴上止痛膏并用热水袋外敷。但小张仍觉酸痛越来越厉害，面色苍白，阵阵剧烈疼痛让小张无法站立，并出现剧烈恶心呕吐。

　　突发剧烈的疼痛让自觉身体不错的小张实在忍受不了，立马赶到上海市第十人民医院急诊科。医生询问病史和体格检查后，怀疑小张得了尿路结石，立刻做 CT 检查确诊了左肾内有 1 枚直径约 1.5 厘米结石，同时左肾内有明显的肾积水。还好小张及时就诊，否则会导致严重后果。

　　尿路结石是泌尿系结石的俗称，包括肾结石、输尿管结石、膀胱结石和尿道结石。我国是世界三大尿路结石高发地区之一，发病率为 5%～10%，南方高于北方，男性多于女性。较小的肾结石多无症状，较大的肾结石可反复刺激肾组织引起血尿、感染，从而产生腰部酸胀不适。如果肾结石下落堵塞肾盂或输尿管，则会引起腰背部阵发性剧烈绞痛、恶心呕吐、肉眼血尿的典型肾绞痛表现。如果合并尿路感染，则会引起寒战高热，甚至感染性休克或死亡。此外，结石堵塞引起的长期肾积水和反复炎性刺激，还会导致肾功能逐渐下降甚至尿毒症。

肾结石的诊断

　　有典型肾绞痛症状的肾结石不难诊断，但没有相应典型症状的肾结石则有赖于各种医疗设备的帮助。由于肾结石对肾脏黏膜的损伤，尿常规化验会有不同程度的隐血。

　　(1) X 线尿路平片可直观显示结石的大小和位置，但无法显示积水情况和 X 透光的阴性结石，也无法区分其他类型的钙化灶。

（2）B超无辐射、费用低廉，也能观察肾积水情况，但对输尿管结石诊断率低，且受患者情况和医生经验影响较大。

（3）CT既可显示肾结石大小、位置、积水程度、肾脏变化等情况，还能鉴别阑尾炎、肠穿孔等腹部盆腔疾病，是诊断肾结石的最佳方法。

肾结石的治疗

对于较小的、无症状肾结石，可选择口服排石药物、多饮水等保守疗法；1厘米左右肾结石，可尝试体外震波碎石，但单次碎石成功率较低，并有血尿、肾损伤等风险；对于较大的或经体外震波碎石治疗失败的肾结石，可选择行输尿管软镜碎石术、孙氏末端可弯输尿管硬镜或经皮肾镜碎石术。

肾结石的微创治疗

随着医疗科技发展，肾结石的治疗已从传统开膛破肚的时代步入微创、无创治疗时代。

在本案例中，专家针对小张肾结石偏大、症状剧烈、体型偏胖的特点，认为体外震波碎石并不是首选。同时，小张平时工作繁忙，无法接受输尿管软镜碎石术前后各两周的输尿管内支架管留置。常规经皮肾镜碎石术对1.5厘米的肾结石感觉有点"杀鸡用牛刀"，增加了手术创伤和经济负担，且术后也需要留置输尿管内支架管。

根据小张的结石特点和心理期望，专家推荐了超细经皮肾镜碎石术（UMP）。UMP的穿刺通道更小，因此对肾脏的损伤更小、出血风险更小，术后恢复更快，术后不需要留置会引起血尿和腰酸不适的输尿管支架管和肾造瘘管，且免去了术后拔除输尿管支架管的痛苦。小张手术顺利完成，术后3天出院，出院当天和1月后复查均无残余结石。

尽管小张的手术十分顺利，创伤小且恢复快，但术后初期仍不能进行剧烈的劳动和运动，否则会引起血尿甚至肾脏大出血；同时需要适量口服排石药物和消炎药物，帮助排除可能的残余碎石并预防感染。此外，肾结石具有容易复发的特点，需要养成多饮水、多运动、低盐饮食等良好生活习惯，每半年复查一次B超，如发现肾结石复发应及时治疗。

肾结石如何防止复发

结石是由于机体内胶体和晶体代谢平衡失调所致，与感染、营养代谢紊乱、泌尿系统异物、尿郁积以及地理气候等因素有关，男性比女性容易患病。肾结石有若干种类，一旦你的医生确认你的结石种类，下列方法有助于减少复发的机会。

（1）多喝水：最重要的预防之道是提高水分的摄取量。水能稀释尿液，并能防止高浓度的盐类及矿物质聚积成结石。合适的饮水量是达到一天排 2 升的尿液就算足够(饮水不宜过剧，否则加重肝脏负担，医学上称为水中毒)。

（2）补充纤维素：加食粗纤维，可以防止结石发生。

（3）控制钙的摄取量：结石中有 60% 是由钙或含钙的物质形成的。如果你上一回的结石主要是钙的成分，那你得注意钙质的摄取。如果你正服用营养补充剂，首先需要请教医生是否必要。其次是检查每天高钙食物的摄取量，包括牛奶、干酪、奶油及其他乳制品。牛奶及抗酸剂可能产生肾结石。

（4）检查胃药：某些常见的制酸剂含高量的钙。假使你患钙结石，同时正在服用制酸剂，则应查此药的成分，以确定是否含钙高。若含钙高，应改用别的药。

食疗注意事项

（1）勿吃过多富含草酸盐的食物，包括豆类、甜菜、芹菜、巧克力、葡萄、青椒、香菜、菠菜、草莓及茶等。

（2）吃富含维生素 A 的食物，可维持尿道内膜健康，也有助于避免结石复发，这类食物包括：胡萝卜、绿花椰菜、洋香瓜、西葫芦、牛肝等，但高剂量的维生素 A 有毒，服用前最好请教医生。

（3）增加运动，以免钙质沉积在血液中。

（4）减少蛋白质的摄取量，包括肉类、干酪、鱼和鸡等。

（5）减少盐分的摄取，少吃各种高盐分的食物。

（6）限制维生素 C 的用量，特别是草酸钙结石患者。

（7）勿服用过多维生素 D。

（彭　艾　王光春）

○ 摘编自《上海科协——名医说》2016 年 10 月 24 日

—— 专家简介 ——

彭　艾

彭艾，同济大学附属第十人民医院肾内科主任、教授、博士生导师、博士后。

上海市医学会肾脏病专科分会、风湿病专科分会委员，上海市医师协会肾脏内科医师分会委员，华东地区肾脏病协作组委员，上海市中西医结合学会肾脏病专业委员会委员，上海市肾脏病质控中心专家。

十六、IgA 肾病与血尿

IgA 肾病是一组不伴有系统性疾病,肾活检免疫病理检查在肾小球系膜区有以 IgA 为主的颗粒样沉积,临床上以血尿为主要表现的肾小球肾炎。在中国,其发病率约占原发性肾小球疾病的 1/3。

IgA 肾病的临床表现多种多样,但绝大部分患者都有血尿,可以是肉眼血尿,也可以是显微镜下的血尿。

此病主要有两大类表现:一类在血尿之前常伴有上呼吸道感染(扁桃体炎等)、急性胃肠炎或尿路感染等。常常在感染之后短时间内(24~72 小时)出现肉眼血尿。有时可伴有轻微全身症状,如肌肉痛、尿痛及腰背痛、低热。而另一类则起病隐匿,平时没有任何症状,多半在体检时发现尿液呈潜血阳性,镜下血尿可持续或间断存在。可以伴有轻度的蛋白尿,但 24 小时尿蛋白定量多小于 1 克。

除了表现为血尿、蛋白尿,IgA 肾病还可表现为肾病综合征,更有部分患者是以高血压、眼睑面部或下肢水肿、腰酸、易疲劳、贫血等非特异症状起病,容易被忽略和延误诊断,错过早期治疗的良机。

IgA 肾病的确诊要靠肾活检和免疫荧光检查。肾活检对确诊疾病、判断病情轻重和确定治疗方案都是非常重要的。许多患者害怕肾活检,其实肾活检在我国已开展多年,是非常小的一个小手术,无需太多顾虑。

IgA 肾病多呈慢性进行性过程,约半数患者可多年保持较好的肾功能,一部分患者表现为急进性高血压和急性肾功能衰竭,一部分患者逐渐发展成慢性肾功能衰竭。因此,定期体检,及早发现,尽快诊断和规范治疗是很有必要的。

有报道说明,IgA 肾病有一定的家族性,某些基因类型在家族中表现比其他人的发生概率高一些。基因背景对 IgA 肾病发生及临床表现有重要影响,因此有 IgA 肾病患者的家族其成员更应注意体检。

(姚　瑶　蒋更如)

○ 摘编自《东方早报》2016 年 3 月 5 日

—— 专家简介 ——

蒋更如

蒋更如，主任医师、教授、博士研究生导师，上海交通大学医学院附属新华医院肾脏科主任、内科教研室主任。

上海市医学会肾脏病专科分会候任主任委员，中华医学会肾脏病学分会委员，中国医师协会肾脏内科医师分会委员，中国医院协会血液净化中心管理分会委员，华东地区肾脏病协作组常务委员，上海市中西医结合学会肾脏病专业委员常务委员，上海市中西医结合学会微循环专业委员会委员，上海市肾脏内科质量控制专家委员会委员，上海市血液透析质量控制专家委员会委员，上海市医学会医疗事故鉴定专家库成员。

主要从事 IgA 肾病、膜性肾病的临床诊治和基础研究及终末期肾功能衰竭透析患者心血管事件的防治研究。

十七、肾移植可不能"拉郎配"

坊间曾经出现过人被绑架后双肾遭割去后被贩卖到黑市的谣言。事实上肾脏移植先要过"配型"关，肾脏的配型并不像想象得那么容易，相关法规也不允许器官买卖的存在。

"配型"是怎么回事

当机体受外来抗原的刺激产生抗体和致敏淋巴细胞时，就会发生排斥现象，使移植来的器官受到破坏，威胁受移植者的生命。如果肾移植供者和受者的抗原完全相同，则不产生排斥反应；只要有所不同，就会产生排斥，而且抗原系统差别越大，排斥反应越严重。

人体的抗原系统主要有两大类，一是红细胞抗原，就是平时所说的血型。如果血型不相符，就会发生超急性排斥反应。因此，血型相同是进行肾移植的前提条件。第二种是人类白细胞抗原系统（HLA），存在于除红细胞之外的人体各种器官组织中。即使血型相同，如果白细胞抗原系统差异较大，也会产生排斥反应。在人群中找到抗原系统完全相同供肾者的机会微乎其微，为了避免或减少肾移植后发生排斥反应的可能，取得肾移植的成功和使移植肾长期存活，必须进行一系列配型试验，以选择抗原系统与肾移植受者尽可能一致的肾源。配型试验包括血型淋巴细胞毒试验、人类白细胞抗原系统和选择性进行群体反应性抗体检查等。移植存活最好的是接受人类白细胞抗原系统完全相同的同胞供肾的受者，其次是只有一个基因错配的移植。要达到供、受者的完全无错配相当困难，因此以人类白细胞抗原系统抗原错配数≤3个较为适宜，应尽量避免6个抗原全部错配。当群体反应性抗体超过10％时，应该做进一步检查，判断增高原因，并进行相应的处理。群体反应性抗体增高通常与以前曾有怀孕、移植和输血有关，尽量避免输血将有利于降低抗体阳性率。

法规杜绝器官买卖

随着外科手术技术的进步和医学理论知识的发展，器官移植手术已越来越成熟，成为一种常规手术。为保证器官移植的合法性和安全性，早在1991年，世界卫生组织就颁布了《人体器官移植指导原则》,基本原则包括:自愿原则,即器官移植是在器官捐献者自愿的前提下实施的;器官非商业化原则,即禁止器官买卖;最小伤害原则,即把对供体的伤害降到最低;保护未成年人利益原则,即器官捐献者必须年满 18 周岁等,这些都是国际上器官移植的通用法则。

虽然我国也开展了大量移植手术,但由于法规建设滞后,技术缺乏准入标准,器官来源短缺等,早期出现了一系列问题和漏洞。甚至有少数单位进行器官买卖、网上招揽患者等,社会上还出现人遭绑架后肾脏被割去贩卖到黑市的谣言,招致非议和批评。从 2006 年起,国内器官移植被纳入法制管理轨道,陆续出台了多项条例及规定,一再强调严禁人体器官买卖。2007 年 5 月 1 日起实施了《人体器官移植条例》,成为我国人体器官移植工作的一大里程碑。该条例规定,器官捐献者必须年满 18 周岁,具有完全民事行为能力。同时,医生还要确认供体摘除其捐献器官后不会影响其他正常生理功能。条例还规定了活体器官捐献者与接受者仅限于以下关系。①配偶:仅限于结婚 3 年以上或者婚后已育有子女的。②直系血亲或者三代以内旁系血亲。③因帮扶等形成亲情关系:仅限于养父母和养子女之间、继父母与继子女之间的关系。

(汤晓静　梅长林)

○ 摘编自《家庭用药》2012 年第 3 期

十八、危重肾脏病的细胞治疗

对慢性病的认知，很多人的印象停留在糖尿病、高血压等常见病上，而对慢性肾脏疾病则知之甚少，其实慢性肾脏病的患病率为 10.8％，超过糖尿病 10％ 的患病率，在国内外医疗界备受关注。慢性肾脏病发展到后期就是肾衰竭、尿毒症，因此早发现、早干预尤为重要，应用血液净化或腹膜透析等肾脏替代疗法，有助于提高患者生活质量，延长生命。

"沉默杀手"

肾脏病分为急性和慢性两种。急性肾脏病是一个临床综合征，是由各种原因如感染、严重的心衰、药物（造影剂、抗生素、非甾体抗炎药等）或毒物、缺血、泌尿系统梗阻（结石、肿瘤、狭窄等）诱发。急性肾脏病来势汹汹，极其危险。患者可出现尿量减少、水肿、恶心呕吐等胃肠道反应，及头晕、胸闷、气急、呼吸困难、心悸、低血压、嗜睡、昏迷等。

目前，对于急性肾脏病的治疗非常匮乏，没有特效药物，只能进行对症治疗。重症患者需立即接受肾脏替代疗法（血液净化、腹膜透析），一部分患者经治疗后可痊愈，也有部分患者可进展为慢性肾脏病，如果不及早诊断，失去治疗时机，疾病将发展为慢性肾衰竭甚至死亡。

慢性肾脏病虽然没有急性肾脏病那么凶险，但由于没什么明显症状，很多患者甚至到最后阶段才发现，因此慢性肾脏病也被称为"沉默杀手"。2007 年初，国际肾脏病学会的公告指出，目前世界上有超过 5 亿人罹患不同形式的肾脏疾病；中国的慢性肾脏病患者累计有 1 亿左右，潜在的尿毒症人群约 100 万人，未来单单这一个病种每年的治疗费用就高达 1 000 亿元人民币，更为严重的是尿毒症患者以每年 8％～11％的速度在递增。

细胞治疗肾衰竭

从 20 世纪七八十年代血液净化技术出现之后，终末期肾病的治疗取得了革命性进展，接受肾脏替代治疗存活时间最长的患者达 50 年，现在通过血液透析存活一、二十年都不稀奇。但是，机器毕竟是机器，只能部分替代人体功能，与正常人还是有差异。现在,国际医学界正向更全面的肾功能替代努力。这几年,随着对各种肾炎的细胞分子学认识的深入,肾脏病治疗迎来了重大突破——细胞治疗正朝着更全面的肾功能替代努力,以提高患者的生活质量和延长生命。

何为细胞治疗?细胞是亿万年进化的结果,目前还没有一种治疗方法能完全替代细胞的全部功能。很多疾病归根到底是由于组织、器官的细胞损伤造成的,因此用正常细胞来替代受损细胞是顺理成章的事,如用肝细胞治疗肝功能衰竭。同样,急性肾功能衰竭是肾脏的肾小管上皮细胞、肾小球血管内皮细胞受损所致,那么采用相应的细胞构建生物反应器,既保留了细胞的治疗效果,又避免了体内细胞输注所引起的排异反应,由此开辟了一个全新的治疗领域——危重肾脏病的体外细胞治疗。

原来国际上都是用体内细胞进行治疗,虽然有一定的效果,但这会出现安全伦理问题,如自带疾病传播、基因污染、排异等问题。用体外细胞进行治疗,也就是用生物反应器技术,把患者血液在体外循环时,培养的细胞进入生物反应器里,与血液隔着半透膜,细胞里有益的东西可以进入血液循环,避免了有害作用。其实,还有很多疾病也可以用这种方法治疗,如肝功能衰竭,也可用肝细胞通过生物反应器来治疗。目前,美国还在尝试用数种细胞进行危重肾脏病的治疗。

(丁　峰)

○ 摘编自《东方早报》2014 年 8 月 30 日

—— 专家简介 ——

丁　峰

丁峰,主任医师、教授、博士研究生导师,上海交通大学医学院附属第九人民医院肾脏科主任。中华医学会肾脏病学分会血液净化学组委员,上海市医学会肾脏病专科分会委员,上海市医师协会肾脏内科医师分会秘书长,《中华肾脏病杂志》等多家杂志常务编委、编委。

擅长各种原发性、继发性肾小球与肾小管间质疾病,及尿毒症急慢性并发症、急性肾损伤的诊治,尤其擅长难治性肾病综合征、狼疮性肾炎、肾性高血压、合并多脏器功能衰竭的重症急性肾损伤等疑难肾脏病的处理,精通各种血液净化技术。

十九、血透、腹透、肾移植，哪一个更适合

所有慢性肾脏病，一旦进展到尿毒症阶段，都必须接受肾脏替代治疗。目前肾脏替代治疗的方式有血液透析（简称血透）、腹膜透析（简称腹透）和肾移植三种。哪一种更适合您呢？下面让它们来 PK 一下吧！

（1）血液透析：目前最为普及。

其优势是：①我国大多数县级以上医疗单位都能够开展。②能在短时间内最大限度地清除体内多余的水和代谢产物，患者只需每周在固定的时间前往透析中心治疗，其余的时间相对比较自由。

其劣势是：①由于血液透析必须驱动血液离开身体，"清洗"后再回输到体内，此过程增加了感染的机会，必需的抗凝治疗也容易导致出血。如果患者存在活动性出血，则不适合血透。②治疗时，如果短时间内对代谢产物和水分的清除超出人体能够承受的范围，会出现失衡综合征、低血压等并发症，影响安全。对血管通路和心脏功能也有一定要求。尤其是短时间内大量脱水对残存肾脏功能无益，患者可能短期内尿量显著减少。③目前透析器对中、大分子尿毒症毒素的清除能力依然有限。④目前在我国做血液透析必须定期前往医院治疗，交通、护送等实际问题也必须考虑。⑤如果患者在饮食方面的自控能力不强，进行血透治疗后一定要加强饮食控制。

（2）腹膜透析：目前较为普及。

其优势是：①它巧妙地利用了人体自身的腹膜进行治疗，能够较好地清除代谢产物和维持水分平衡。②腹膜作为天生的"透析膜"，对中、大分子毒素的清除能力强于血透。③腹膜透析是每天持续进行，对水分的清除缓慢持久，不存在低血压等并发症，对心血管系统的影响程度很低，能够最大限度地保护残存肾脏功能。④腹膜透析无血源性传染病之忧。这些优势都是血液透析不能比拟的。

其劣势是：①可能发生腹膜感染，尽管目前随着技术进步，腹膜感染的发生率已显著下降，但仍是导致患者退出腹透的首要原因。②需要基本完整的腹膜解剖结构，曾行腹部大手术的患者不适合。③传统的腹透方式需要 24 小时不间断治疗，每隔约 4 小时就更换一次腹透液，这在一定程度上制约了患者的生活，常为尿毒症患者拒绝腹透的原因。随着自动腹膜透析机和夜间腹透等治疗方式

的推广，此问题会逐步得到解决。

（3）肾移植：理论上最佳。

其优势是：相对而言，肾移植是一种"一劳永逸"的治疗方式。手术成功的患者可以像正常人一样生活。

其劣势是：①肾移植手术有严格的适应证。②肾源紧张，大约每 100 位等待者中只有 1 位能实现愿望。③移植手术本身就存在较大的风险。④移植成功后，必须终身服用免疫抑制药物，具有带来严重感染的风险。

综上所述，三种肾脏替代治疗方式各有优劣。患者必须结合自身病因、具体病情、当地的医疗条件、家庭经济情况、自身生活习惯等多种情况，将这些情况和医生进行深入的交流，进行合理选择。

（沈　波　邹建洲　丁小强）

○ 摘编自《家庭用药》2009 年第 3 期

二十、容易被忽视的儿童肾脏病

近年来,儿童肾脏病发病率持续攀升,部分因未得到及时发现和治疗而导致肾衰竭和尿毒症,给社会与家庭带来沉重负担,已逐渐被公众所熟知。因此,儿童肾脏病的早期诊断格外重要。其中,蛋白尿和血尿是儿童肾脏病的两种常见表现且不被家长重视,因为蛋白尿和血尿不严重时根本没有临床症状和不适。究竟两者分别有哪些病因,家长又该如何为孩子防治?

儿童肾病综合征是绝症吗

儿童原发性肾病综合征为慢性疾病,治疗时间至少需要半年到一年,有的甚至更长。这种疾病给患儿带来的伤害不仅在肾脏,还会遍及全身。但儿童肾脏病并不可怕,积极、及时、正规的诊断和治疗非常重要,家长应积极配合医护人员帮助患儿一起战胜疾病。

该病在儿童 1～5 岁时高发,其特点为：水肿、少尿、蛋白尿或泡沫尿、低蛋白血症及高脂血症。患儿的下肢、头面、躯干都可出现水肿现象,特别是组织疏松的部位更明显(如眼睑),同时还可出现胸腔积液、腹水等浆膜腔的积水。由于水分聚集在体内,患儿的尿量明显减少。原发性肾病综合征的病因目前并不清楚,可能与遗传等基因背景下体内免疫功能紊乱有关。因此,一旦怀疑有该病就需要到医院认真检查,分清原因进行规范治疗。

目前,治疗的首选药物是激素,在急性期时需辅以抗凝、利尿消肿、降压等对症支持治疗,以控制肾病综合征的一些并发症,往往疗效显著,85％以上的患儿通过激素正规治疗可以获得痊愈。然而,10％～15％的患儿因激素无效、耐药或者产生激素依赖甚至反复发作,被称为难治性肾病综合征。对于此类患儿,由于病理类型、疾病状态、基因背景等不同,目前国际上并没有统一方案。通过几十年研究,上海市儿童医院肾脏风湿科在相关治疗上寻找到一些影响该病预后、治疗的关键因素,通过对患儿的病理分型、免疫状态、分子基因等进行一系列综合判断,形成临床一体化治疗模式,采取个体化治疗方案,大大提高了难治性肾病综合征治疗的有效率。

由于肾病综合征可影响全身健康，提醒家长应特别注意以下几点。①注意休息：家长要特别注意约束孩子，不要让孩子过度劳累，保持充分休息。②调控饮食：清淡易消化，要注意少盐，在水肿和高血压消失后，可适当放开盐限制。同时，肾脏病患儿常有胃肠功能不良，应注意不要进食过分油腻等不易消化的食物，适当补充蛋白质及新鲜蔬菜水果。③注意卫生，预防感冒：肾脏病反复的最常见原因是感染，注意个人卫生是防止皮肤、呼吸道、肠道感染的重要手段。患儿不宜去人员流动性大的公共场所，以避免交叉感染。特别值得注意的是，不应预防性使用抗生素，以免导致耐药菌株的产生，引起二重感染。④严格遵照医嘱：对于医生开出的药物，不宜随便减量或停药，这是治疗过程中至关重要的。

另外，在疾病过程中，接种疫苗需慎重。原则上应尽可能按照国家规定进行预防接种，但是免疫相关的肾脏病在发病期以及之后的一段时间内应该避免使用疫苗，经治疗缓解后，可接种死疫苗，活疫苗的接种仍应听从医生的指导。

血尿患儿日常应适量运动、防寒避暑，注意健康饮食和休息，养成良好生活习惯。无论是镜下血尿或肉眼血尿，都应及时就医，在医生的指导下进行相应的医学干预，切勿乱服药物。在确诊后宜定期门诊随访，日常小便时家长应注意观察患儿尿色、尿量、是否伴有大量而不易消散的泡沫，以及是否合并其他特殊不适等。平时若因呼吸道感染或其他疾病就医时，也应主动将血尿病史告知医生，以便避免使用肾毒性药物。

（黄杨子　黄文彦　康郁林）

○ 摘编自《解放日报》2016 年 1 月 11 日

—— 专家简介 ——

黄文彦

黄文彦，主任医师、教授、博士研究生导师。上海市儿童医院肾脏风湿科学科带头人，上海市卫生系统优秀学科带头人（"新百人"）培养对象。

擅长各种儿童肾脏、风湿免疫性疾病（如儿童难治性肾脏病、IgA 肾病、紫癜性肾炎、狼疮性肾炎、幼年特发性关节炎以及急、慢性肾衰等）的诊断及治疗。尤其在儿童难治性肾病综合征，先天/遗传性肾脏病诊治方面有独到见解。

二十一、儿童慢性肾炎会遗传吗

近年来，儿童肾炎的发病率逐年升高，尤其是慢性肾炎，它不仅是导致儿童肾功能衰竭的"罪魁祸首"，还严重影响了孩子的身心健康。因此，家长们总是内心焦虑，不但担忧孩子们治疗的结果，更关切这病会不会遗传呢？

要解开这个谜底，首先要了解引起慢性肾炎的病因有哪些。

慢性肾炎又叫做慢性肾小球肾炎，发病时间超过 1 年后，患儿可能出现蛋白尿、血尿、高血压或者不同程度的肾功能减退，同时还可能有无力、贫血、生长发育落后等多种表现。

有些孩子曾患有急性肾小球肾炎，如果疾病治疗不顺利或者没有规范治疗导致其长时间不能痊愈，由此进入慢性肾炎阶段，这类肾炎虽然治疗棘手，但通常是不会遗传的。有的孩子患有过敏性紫癜、系统性红斑狼疮等全身性疾病而诱发了肾炎的出现，如果按照正规治疗方案治疗，只要控制住诱发疾病，肾炎也会得到相应缓解，当然这部分肾炎遗传的概率也不是很高。而上述两类慢性肾炎占了儿童慢性肾炎的绝大多数，由此可见大部分慢性肾炎是不会遗传的。

那么，有没有会遗传的肾炎呢？

答案当然是有的。有一部分肾炎和遗传密切相关，例如奥尔波特综合征、薄基底膜肾病、家族性 IgA 肾病、少数难治性肾病综合征等，这些疾病是因为我们体内的遗传物质如基因发生变异后而出现的，这种变异可以以多种方式代代遗传，一个家庭中可以有很多成员有同样的疾病表现。变异不但导致肾炎的发生，而且还可能导致耳朵、眼睛、骨骼等发生异常，严重者通常没有特效的治疗方案，如果不及时控制，孩子们会在成年后进入肾衰竭阶段，需要接受腹膜透析、血液透析甚至肾移植等。因此，如果家族中发现有多人具有同样肾炎表现，则需要警惕遗传性肾炎的发生，及早至正规的肾脏病专科进行诊疗，尤其是基因学检测，以便明确诊断，早期治疗。

（黄文彦　匡新宇）

○ 摘编自《文汇报》2016 年 3 月 3 日

二十二、儿童肾移植——第二次生命的绽放

儿童肾移植是儿童尿毒症肾脏替代治疗的最佳方案，但我国儿童肾移植开展情况尚不乐观，能够得到有效治疗的患儿偏少。据估算，我国每年新增尿毒症患儿2 000多人。目前，肾移植已经成为发达国家和地区终末期肾病患儿的主要治疗方式，患儿中位待肾时间为 11 个月。但我国由于器官严重短缺，移植前后评估和管理脱节，专业技术和人员缺乏，家庭经济条件欠佳，儿童肾移植工作开展缓慢。据了解，目前我国肾移植手术每年约开展 8 万例，但儿童肾移植比例偏低，1986～2015 年总共才近 500 例。在积极推动器官捐献的同时，需要多学科参与儿童肾移植，加强移植前后评估和管理，协力推动儿童肾移植工作开展。

由复旦大学附属儿科医院牵头开展的中文版国际儿童慢性透析登记系统 IPDNCHINA 的研究显示，该系统共纳入 25 个城市的 30 家肾透析中心，有 276 名患儿在接受血透或腹透，累计肾移植 173 例。其中，复旦大学附属儿科医院完成肾移植 92 例，中位待肾时间为 13.4 个月，肾移植患儿生存率为 100%，移植肾随患儿生长增长良好。美国移植数据显示，脑死亡与心脏死亡供体儿童肾移植 1 年与 5 年移植物存活率无差异。儿童肾移植采用儿童供肾效果优于成人供肾，移植 3～5 年后患儿平均肾小球滤过率更高。

与成人肾移植相比，儿童肾移植术前还要完善疫苗接种等措施，术后免疫抑制剂使用更有特点，同时还要重点关注儿童生长发育、心理等问题，加强术前术后综合管理。此外，需要医保政策、社会慈善捐助等途径给予肾移植患儿经济支持。

（徐　虹）

○ 摘编自《健康报》2016 年 9 月 14 日

—— 专家简介 ——

徐　虹

徐虹，教授、主任医师、博士生导师。复旦大学附属儿科医院党委书记，复旦大学小儿肾脏病和泌尿系统疾病诊治中心主任，上海市肾脏发育和儿童肾脏病研究中心主任，国际儿科肾脏病学会培训中心（中国上海）主任。

国际儿科肾脏病学会理事，中国医师协会儿科医师分会肾脏病专家委员会主任委员、血液净化专家委员会副主任委员，中华医学会儿科学分会人文建设委员会主任委员、肾脏病学组副组长，上海市医学会儿科专科分会肾脏病学组组长，中国儿童遗尿疾病管理协作组组长，中国儿童肾移植管理专家协作组组长。

二十三、别把中医的"肾"和西医的"肾"弄混淆

许多人常常搞不清中医的"肾"和西医的"肾"的区别，在临床工作中时遇到这样的情况：有人因身体不适、乏力气短、腰酸去中医看病被诊断为肾虚，说"肾"有问题，而去西医检查说没有"肾脏病"。也有的人因腰酸去西医检查被诊断为"肾脏病"，去看中医说没有肾虚，"肾"没有问题。

又有人得了"肾脏病"，以为一定要"补肾"，就一味吃"补肾"的药，结果导致血压升高，甚至相信吃"肾"（猪肾）能补肾治肾脏病。还因此耽误了治疗，加重了病情。

其实，中医说的"肾"和西医说的"肾"概念是不一样的，不能混为一谈。

中医认为：肾藏精、肾主水、肾主骨、肾主纳气、肾开窍于耳、肾司二便等。中医解释肾的概念主要是从功能的角度来说的，涵盖了人体的生殖、泌尿、神经、骨骼等系统组织、器官的功能。中医的"肾"起调节人体功能、为生命活动提供"元气""原动力"的作用。

西医的肾就是指肾脏器官，有排泄毒素和代谢产物，调节水、电解质、酸碱平衡、红细胞代谢等作用。

因此，中医的"肾"是和西医的"肾"有很大差别，两者完全不同。

中医的肾阴、肾阳统管全身的阴阳，肾的阴阳消长变化与平衡，调节影响着五脏六腑的阴阳动态平衡。中医的"肾"有病可表现为肾虚。肾虚也是人体衰老的体现，老年人肾虚是衰老引起的不可抗拒的生理过程，叫生理性肾虚；而中年人出现肾虚症状就是一种未老先衰，叫病理性肾虚。对于中年朋友，要改变未老先衰，就应当及时补肾，改善肾虚衰老症状。还有许多疾病都可以表现为肾虚，但肾虚并非都是肾脏出了毛病。

西医所说的"肾脏病"是指肾脏器官有病，包括原发性肾小球肾炎、继发性肾小球肾炎、遗传性肾脏病、肾脏细菌性炎症、慢性肾功能不全和尿毒症等。西医

的肾脏有病，临床症状上常表现水肿、蛋白尿、血尿、高血压等。有严重肾功能不全的还会影响全身各脏器，表现为贫血、重度高血压、高血钾、心力衰竭等。

延缓衰老是中医补肾的重要方面，肾虚从西医角度来研究，是由于神经-内分泌-免疫系统低下或神经-内分泌-骨代谢异常。经过补肾可以纠正这些方面低下，而达到延缓衰老。许多慢性病通过补肾阳或者补肾阴等来防病治病。

有了慢性肾炎，也可以通过补肾来治病。肾炎是免疫性疾病，在治疗上需用免疫抑制剂治疗，在西医治疗的基础上可选用一些中药治疗。一来减轻西药的副作用，同时一些补肾中药本身也有调节免疫、消炎、消肿和降蛋白尿的作用，可以用于多种慢性肾炎。在肾脏病激素治疗及减量的过程中，可以用不同的中药来减少西药的副作用。

无论是西医的"肾"，还是中医的"肾"，只要身体有水肿等不适，做尿常规、尿微量蛋白及肾功能检查是非常必要的，也许可以早期发现肾脏器质性病变。

（简桂花）

○ 摘编自《"肾"入人心》杂志 2017 年 1 月

── 专家简介 ──

简桂花

简桂花，上海交通大学附属第六人民医院肾脏科主任医师、硕士生导师。中国中西医结合学会肾脏病专业委员会委员，中华中医药学会肾病分会委员，上海市中西医结合学会肾脏病专业委员会委员兼秘书，中国女医师协会肾脏病与血液净化专业委员会常务委员兼秘书。"达医晓护"全媒体科普品牌旗下《"肾"入人心》杂志主编，人民网"科普中国"科学顾问。

擅长糖尿病肾病中西医结合治疗、慢性肾脏病一体化治疗、难治性尿路感染的诊治。

二十四、希望与挑战，中医药治疗慢性肾脏病

中医、西医治疗肾脏病各有特色。中西医结合治疗并不是割裂的，所有的治疗都是为了患者，一切从有利于患者角度出发，"提高临床疗效是第一位的"，是我们坚持不变的原则。

按照我们的经验，对一个新发现的肾脏病患者，首先要明确诊断，同时判断哪种治疗方法对患者更有利、更有效。如果西医有效，则选择西医治疗；在西医疗效欠佳的情况下，则选择中西医结合治疗或单纯的中医药治疗。

大家都知道，激素是治疗慢性肾脏病的首选药物。激素应用得法，则近期疗效较好，但长期应用难免出现各种副作用，而且激素依赖性很强，一旦减量或撤除，复发反跳现象明显，还可导致药源性后遗症。临床上我们发现，并不是所有的肾脏病患者都对激素治疗有效，如 IgA 肾病、肾病综合征膜性病变等；还有的患者刚开始对激素敏感，可能过一段时间就无效了，等等。这时可用中药替代激素治疗或在激素治疗的同时加用中药，既可克服激素治疗之弊端还可增加临床疗效。

又比如，针对早中期慢性肾衰（慢性肾脏病 2～3 期，肾小球滤过率在 30～60 毫升/分钟，相当于肌酐 100～200 微摩/升）的治疗，西医一般用血管紧张素转换酶抑制剂、血管紧张素 Ⅱ 受体拮抗剂等降压药物，如果肌酐还是控制不好，此时加用中医辨证治疗可取得一定效果。中医认为，慢性肾衰早中期多有脾肾亏虚、瘀血、湿热现象，瘀血、湿热是脏腑功能失调的病理产物，可应用一些益气健脾补肾、活血化瘀、清热解毒的药物，如我们的经验方"肾衰冲剂""抗纤灵冲剂"，再加中药灌肠、药物静脉滴注等，可明显提高临床疗效。

中医辨证施治

"正虚标实""虚实夹杂"，是中医学对慢性肾脏病病机的认识。慢性肾脏病的中医辨证可分为：正虚，有脾肾气虚、肺肾气虚、脾肾阳虚、肝肾阴虚、气阴两虚；标实，有水湿、湿热、血瘀、湿浊、热毒、风湿等。我们在长期的临床实践中发现，慢性肾脏病患者正虚以脾肾气虚、脾肾阳虚为主，尤以肾虚更为突出。因病

情迁延缠绵，日久势必耗伤肾气，肾气亏损，精关失固，蛋白等精微之物不摄而长期漏走尿中，使脾肾之气虚损日甚，导致病情加剧，故脾肾气虚、脾肾阳虚是慢性肾脏病演变与转归的必然结果。

治疗原则应遵循扶正祛邪、标本兼治的法则。或以扶正为主，或以祛邪为主。治疗过程中注意扶正不恋邪，祛邪不伤正。正确处理好扶正与祛邪的关系，掌握好扶正与祛邪的时机和偏重是治疗疾病的关键。

比如，根据多年的临床观察我们发现，外邪之中的风邪既是慢性肾脏病（肾病综合征）的致病因素之一，又是导致该病发展和蛋白尿加剧的因素。为此，我们研制了具有祛风除湿作用的"四蚕汤"，并在此基础上随症加减，可以显著减少尿蛋白，取得明显的临床疗效。

"四蚕汤"由蚕茧壳 9 克、僵蚕 12 克、蚕砂（包煎）15 克、蝉衣 6 克组成。偏脾肾气虚，加党参、生黄芪、淮山药、云茯苓；偏脾肾阳虚，加肉苁蓉、仙灵脾、胡芦巴、补骨脂等。

方中蝉衣、僵蚕祛风利咽，蚕砂祛风胜湿，黄芪、党参甘温益气，胡芦巴、补骨脂、肉苁蓉温补肾阳，云茯苓、蚕茧壳利水消肿，全方共奏祛风胜湿、补气温阳、利水消肿之功。适用于外感风邪兼有脾肾气阳两虚者，对原发性慢性肾脏病（肾穿刺诊断）各种病理类型中激素敏感的疗效显著，有时对激素不敏感的也有较好的疗效，对撤除激素后蛋白尿反跳病例也有一定的效果。

早防早治是要诀

中医强调"治未病"，各年龄段的人都应重视肾脏病的预防。从小养成良好、健康的生活方式，如低盐、清淡饮食，多饮水、不憋尿，劳逸结合，适量运动，避免感染等。

有四种因素易导致肾脏疾病，应该引起人们的高度警惕。①长期疲劳，精神负担重，生活无规律，睡眠不足等，中青年人往往忙于事业或赚钱，长期超负荷工作，长此以往引起抵抗力下降，从而导致肾脏损害。②感染后延误治疗，如反复感冒、扁桃体发炎、慢性咽炎等上呼吸道感染，皮肤、肠道、尿路感染等，如不及时治愈，就会加重肾脏损害，有可能引起肾脏病急性发作。对慢性肾脏病患者来说，每次感染都可能加重病情，促使慢性肾炎向慢性肾功能衰竭转化。③饮食不当含高脂肪、高蛋白质的荤菜中含有大量氮化合物，需要肾脏排泄，增加了肾脏负担。不合理饮食还会造成高血压、糖尿病、高脂血症，直接导致微循环障碍，这些都是肾脏健康的大敌。④身体不适拖延求医，不少中青年人已经出现了一些肾脏病症状，如腰酸、乏力、血尿、尿中有泡沫、浮肿等情况，也毫不在意，或者在确诊后不规范治疗，不能坚持用药，结果延误了治疗的最佳时机。

（何立群）

○ 摘编自《家庭用药》2011 年第 3 期

—— 专家简介 ——

何立群

何立群，医学博士、博士研究生导师、博士后合作导师，上海中医药大学附属曙光医院主任医师、教授，国家临床重点专科和国家中医药管理局肾脏病重点学科和专科、上海市教委肾脏病创新团队带头人。上海市医学会肾脏病专科分会委员，上海市中医药学会肾脏病专业委员会主任委员，上海市中西医结合学会肾脏病专业委员会副主任委员等。

首创从湿热、瘀血和热毒的角度治疗早中期慢性肾衰而研制系列方药。

二十五、中医视角看肾脏病治疗"加减法"

给肾脏做减法

中医认为慢性肾脏病患者的病机正虚邪实，正虚乃是在脏腑功能虚损基础上的阴阳失衡，邪实则是在虚损基础上的湿热瘀血热毒互结。治疗目标不是追求"痊愈"，而是"以平为期"，即通过调理脏腑阴阳气血，祛除瘀血热毒，清热化湿，改善临床症状，降低蛋白尿、改善肾功能，提高患者生活质量，延缓患者进入透析期，提高患者的生存率。

由此可见，慢性肾脏病患者蛋白尿的减少，对延缓肾脏病进展意义重大。中医治疗慢性肾炎蛋白尿，可"从风论治"，效果迅速而明显。肾炎蛋白尿多起于外感风邪之后，初期宜"祛风解表，祛邪外出"；由于"风性善行数变"，肾炎蛋白尿患者不但常易感受风邪，而且还很容易因为外感风邪而致病情反复或加重。

肾炎蛋白尿患者初期还有一个常见的特征，就是面目浮肿。即使到了疾病后期，患者出现全身浮肿，也往往是从面目开始，逐渐发展到四肢，最后才到胸腹部的。因此，肾炎蛋白尿患者一定要重视风邪的致病作用：风邪可外袭肌表，客于肾经。常用药物有羌活、防风、豨莶草、菝葜、仙灵脾、接骨木、鹿衔草、徐长卿等。

外邪之中，风邪除了是慢性肾脏病的致病因素之一，还是导致该病发展和蛋白尿加剧的因素。为此，笔者团队研制了具有祛风除湿作用的"四蚕汤"，并在此基础上随症加减，可以显著减低蛋白尿，取得明显的临床效果。"四蚕汤"由蚕茧壳9克、僵蚕12克、蚕砂(包煎)15克、蝉衣6克组成。如果患者的情况是偏脾肾气虚，加党参、生黄芪、淮山药、云茯苓；如果是偏脾肾阳虚，则加肉苁蓉、仙灵脾、胡芦巴、补骨脂等。"四蚕汤"复方中蝉衣、僵蚕祛风利咽，蚕砂祛风胜湿，黄芪、党参甘温益气，胡芦巴、补骨脂、肉苁蓉温补肾阳，云茯苓、蚕茧壳利水消肿，全方有祛风胜湿、补气温阳、利水消肿的功效，适用于外感风邪兼有脾肾气阳两虚者。

除此之外，如临床上还表现出纳呆、身重、病情缠绵不愈、苔黄腻等肝胆湿热症状，对这类患者应用清化中焦湿热的药物，如茵陈、蒲公英、黄连、黄芩、虎杖、贯众、山栀等，使这部分患者的症状逐渐有明显改善，尿蛋白也呈现减少或消失。

给治疗做加法

中医、西医治疗肾脏病是各有特色的,中西医结合治疗也并不是割裂的,所有的治疗都是为了患者服务,一切从有利于患者角度出发,"提高临床疗效是第一位的,这是我们坚定不移的原则。"按照我们团队多年来的治疗经验,对新发现的肾脏病患者,首先明确诊断,同时判断哪种治疗方法对患者更有利、更有效。如果西医有效,则选择西医治疗;如果中医有效,则选择中医治疗;在西医治疗效果欠佳的情况下,则选择中西医结合治疗或单纯的中医药治疗。

众所周知,激素是治疗慢性肾脏病的首选药物。激素应用得法,患者的近期治疗效果良好,但长期应用难免出现各种副作用,有的患者激素依赖性很强,一旦减量或撤除,复发反跳现象尤为明显,有时还会导致药源性后遗症。我们通过临床研究后发现,并不是所有的肾脏病患者都对激素治疗有效,如部分 IgA 肾病、膜性肾病等;还有的患者刚开始治疗时对激素敏感,可能过一段时间就无效了,这时可用中药替代激素治疗或在激素治疗的同时加用中药,既可克服激素治疗的弊端还可提高临床疗效。

又比如,针对早中期慢性肾衰的治疗时,西医一般用血管紧张素转换酶抑制剂、血管紧张素 II 受体拮抗剂等降压药物治疗,如果肌酐还是控制不好,此时加用中医辨证治疗可取得一定效果。中医认为,慢性肾衰早中期多有脾肾亏虚、瘀血、湿热现象,瘀血湿热是脏腑功能失调的病理产物,可应用一些益气健脾补肾、活血化瘀、清热解毒的药物,如我们的经验方"健脾清化方""抗纤灵冲剂",再加中药灌肠、药物静脉滴注等,可明显提高临床效果,其中"益气活血方干预慢性肾脏病肾纤维化作用和机制研究"还获得 2014 年教育部、中国中西医结合学会科技进步二等奖。

中医在治疗慢性肾脏病的同时,还会注重调理患者脾胃,增进饮食。通过增强患者对营养的摄取能力,恢复体力。常用的方剂以四君子汤、参苓白术散为代表。同时,中医还注重调理气、血、水,消除水肿。通过改善机体对水液代谢的自调能力,减少长期使用利尿剂的副作用,减轻顽固性水肿对患者生活质量的影响。常用的方剂以桂枝茯苓汤、济生肾气丸为代表。

(何立群)

○ 摘编自微信公众号"上海名 E"2015 年 8 月 3 日

二十六、如何正确养肾补肾

　　中医认为，肾是先天之本，是维持生理功能的重要器官。而随着年龄增大，肾脏也会不可避免地衰老。随着致病因素变化及老龄化加剧，慢性肾脏病的发病率越来越高，中国尿毒症患者的总数超过 200 万，尿毒症患者的透析费用已经占到所有医疗费用的 6％，给社会带来沉重负担。

　　肾脏病，无论对于中医还是西医，都是一个疑难领域。对于膜性肾病等难治性肾脏病，西医的激素及细胞毒性药物只有 50％～60％的疗效。

　　上海中医药大学附属龙华医院肾脏病科在中西医结合治疗肾脏病领域找到柳暗花明之路。在陈以平教授的带领下，倡导"辨证与辨病相结合、宏观辨证与微观辨证相结合、祛邪与扶正相结合"的学术思想，将肾脏病理诊断引入中医辨证论治中。并强调食疗，如核桃黑芝麻粉，在中医理论中，肾属黑色，根据同性相属的原则，黑色的食物如黑豆、黑木耳、海参等，都对肾有补益作用，核桃黑芝麻粉则是最经典的，无论阴虚还是阳虚，都可食用。

　　下面推荐几种较简单的按摩养肾护肾法。

　　擦双耳：两手掌置于两耳后，用力向前擦双耳 36 次。

　　摩擦腰脊：双手掌放在肾俞穴上，按摩 36 圈，然后向下到骶部快速摩擦，以热为度。

　　扣腰脊：双手握拳，用拳眼叩击腰脊两侧 36 次。

　　按涌泉：用一手拇指按摩对侧足部涌泉穴 1 分钟，双手交替进行。因为脚底不太敏感，也可用笔帽按摩。

（邓跃毅）

○ 摘编自上海中医药大学附属龙华医院微信公众号 2017 年 3 月 9 日

—— 专家简介 ——

邓跃毅

邓跃毅，上海中医药大学附属龙华医院肾脏病科主任、学科带头人，教授、主任医师、博士生导师，国家中医药管理局肾脏病重点专科负责人及肾病综合征协作分组组长、中医肾脏病理三级科研实验室主任。

中国中西医结合学会肾脏疾病专业委员会副主任委员，中华中医药学会肾病分会副主任委员，《中国中西医结合肾脏病杂志》副主编，上海市中西医结合学会肾脏病专业委员会副主任委员，上海市中医药学会肾脏病专业委员会副主任委员，上海市肾脏病质控中心质控专家，上海市血液透析质控中心质控专家。

二十七、中西医结合角度看难治性肾脏病的治疗

治疗难治性肾脏病，中医药是如何发挥作用的？

慢性肾脏病大多数与免疫相关，中医的清热解毒、补肾通络、健脾有免疫调节作用。补肾通络是治本之策，肾脏的毛细血管等小动脉堵塞了，相当于人体络脉堵住了，通过补肾通络的治疗可以改善肾功能。

如何用药，也是一门高深的学问。补肾常用黄芪、杜仲、山萸肉、枸杞子，健脾常用山药、白术，通络用王不留行籽、丝瓜络等。肾脏病药物都是要长期服用的，宜尽量选用副作用小、口感好的中药，能调节免疫系统。有些"猛药"可能刚开始对症状治疗很明显，但是停药后较易复发，也可能有一定的副作用。

中医讲究辨证论治，辨证准确是疗效的基础，辨证不准，也会南辕北辙。曾有一个 20 多岁的 IgA 肾病患者，24 小时尿蛋白最多达 70 多克，一般为 30～40 克，也就是尿很稠，沉淀下来大部分都是蛋白。患者在外治疗时曾用健脾、清热、补肾的中药，加上西药激素治疗，但是效果并不好。后来，笔者给他诊断时，看他舌苔黄腻，脉滑速，痤疮明显，由于长期服用激素导致体形虚胖，属于库欣综合征，辨证属于"下焦湿热"，开方龙胆泻肝汤加减，一周后尿蛋白即降到正常值。

（邓跃毅）

○ 摘编自《东方早报》2016 年 4 月 30 日

二十八、中西医结合治疗膜性肾病：
不拘泥老方法

膜性肾病(MN)也属于难治性肾脏病，目前西医主要应用激素及细胞毒性药物治疗膜性肾病，但其疗效并不令人满意。上海中医药大学附属龙华医院肾脏病科申报的"膜性肾病的中医药治疗研究"入选上海市中医药事业发展三年行动计划项目，在膜性肾病的治疗上独具特色，中医药治疗达到了60%的有效率，很多用激素看不好的患者用中药调理获得康复了。

陈以平教授曾在国内率先提出"膜性肾病肾小球基膜上皮细胞下弥漫的免疫复合物沉着，当属中医理论中湿热胶着成瘀"的创新观点，首倡以益气活血化湿方案为主治疗膜性肾病，并针对患者具体情况对药物进行加减。在对170例患者的回顾性分析中证实：益气活血化湿方案能有效提升MN患者血浆白蛋白、降低尿蛋白，总有效率在90%以上。

中医治肾脏病的理念，正冲破文化和体制的藩篱，被国际医学界认可。曾有一个美国跨国公司的华裔膜性肾病患者，在美国当地医院用免疫抑制剂治疗的效果并不好，副作用很大。他转而寻求中医的帮助，在龙华医院用中医治疗，结果完全转阴。为了长期进行中医治疗，他专门申请调动工作到中国苏州，这让他的美国医生都震惊不已。

（邓跃毅）

○ 摘编自《东方早报》2016年4月30日

二十九、"缉拿"伤肾中草药

俗话说"是药三分毒"，虽然有些偏颇，但也不无道理。肾脏作为体内重要的解毒、排毒器官之一，常首当其冲地成为多种药物的"靶子"。药物可通过直接毒性作用、诱发免疫反应等机制造成肾小管或肾小球的损害。临床上，可表现为蛋白尿、血尿、多尿或少尿、夜尿增多、糖尿、电解质紊乱等，严重的还会导致急性或慢性肾功能衰竭。药物性肾损害的发生率非常高，单就急性肾衰一项，药物就占全部病因的 1/3～1/2。由此可见，药物的肾毒性作用必须引起大家的足够重视。

中草药导致毒性肾损害，报道最多的是马兜铃酸肾脏病。含马兜铃酸的药物有 350 多种，在我国，主要有关木通、广（粉）防己、青木香、马兜铃、天仙藤、寻骨风、朱砂莲、威灵仙、大风藤及细辛等。中成药，如龙胆泻肝丸、甘露消毒丸、妇科分清丸、分清五淋丸、排石冲剂、冠心苏合丸、耳聋丸、复方珍珠暗疮片、当归四逆汤等制剂，已有引起肾损害的报道。此外，朱砂、轻粉、砒霜、雄黄、胆矾等矿物性中药，雷公藤、乌头、马钱子、苍耳子、巴豆、益母草、丽江山慈姑等植物性中药，斑蝥、蜈蚣、海马等动物性中药，都可能导致肾损害。中草药肾损害的机制主要为毒性反应，马兜铃酸肾脏病主要表现为肾小管间质病变，急性或慢性肾衰，甚至尿毒症。有些患者在服用数月后，即出现不可逆的肾脏损害。此外，也有中草药过敏反应导致肾损害的报道。

其实，中草药同西药一样，也会有各种各样的副作用，包括肾损害。因此，用中药也应在医生指导下进行，尤其被列为有肾毒性的药物，更应慎用。

（傅辰生　丁小强）

○ 摘编自《大众医学》2007 年第 4 期;《中外健康文摘》2007 年第 5 期 B

CHAPTER TWO

问名医

敲|响|警|钟|

1. 慢性肾脏病是如何分期的

慢性肾脏病(CKD)是指肾损伤或肾小球滤过率低于 60 毫升/(分·1.73 米²)，时间超过 3 个月。其中肾损伤定义为符合以下任何一种情况之一：肾脏病理检查异常；血、尿中的肾脏损伤标志物异常，主要是蛋白尿、血尿等；肾脏影像学检查异常。慢性肾脏病根据肾小球滤过率下降程度分为 1～5 期，其中 5 期又称为终末期肾病，此时肾脏功能已经减退至不能满足基本的生理需要，应该接受透析或肾脏移植治疗。

● **慢性肾脏病的分期表**

分　期	描　述	肾小球滤过率 [毫升/(分·1.73 米²)]
1	肾损伤，但肾功能正常	≥90
2	肾功能轻度下降	60～89
3	肾功能中度下降	30～59
4	肾功能重度下降	15～29
5	肾衰竭	＜15

（朱加明　邹建洲　丁小强）

2. 引起慢性肾脏病的常见病因有哪些

(1) 慢性肾小球肾炎：包括 IgA 肾病、膜性肾病、膜增生性肾炎、局灶节段性肾小球硬化等原发性肾小球疾病。

(2) 代谢异常的疾病：常见的有如下几种。①糖尿病：高血糖可以通过血流动力学、糖异常代谢途径、氧化应激等引起糖尿病肾病，已逐渐成为慢性肾脏病的主要病因。②高血压：是导致慢性肾脏病发生发展的重要病因，早先可以通过血流动力学改变，后期直接影响肾脏血管病变而促进肾脏病快速进展。

③高血脂：可通过炎症反应、血黏度增加、肾血管粥样硬化引起肾小球硬化。④高尿酸和痛风：高尿酸可以直接导致肾小管间质损害，痛风发作则通过炎症反应和氧化应激等加重肾脏损害。⑤肥胖：通过胰岛素抵抗为核心的代谢紊乱引起慢性肾脏病发生和发展。

（3）易引起肾脏病的其他系统疾病：如风湿性疾病中的系统性红斑狼疮和血管炎，肾脏是易受影响的靶器官之一；心血管疾病，则可以通过心肾综合征相互作用；其他如肿瘤、血液病，则可以直接损害或继发免疫反应损害肾脏。

（4）肾毒性药物和造影剂：常见肾毒性药物包括非甾体消炎止痛药、氨基糖苷类抗生素、化疗药物、抗癫痫药、含马兜铃酸的某些中药等。离子型、高渗、大剂量的造影剂应当尽量避免。

（5）遗传性肾脏疾病：如遗传性肾炎和多囊肾等。

（6）肾小管—间质疾病：如急性和慢性间质性肾炎、肾小管酸中毒等。

（7）自身行为和生活方式不当：常见的如长期吸烟、吸毒等。吸烟可以影响全身血管收缩和舒张障碍、交感神经异常兴奋等影响肾脏病，毒品不仅可以直接损害肾脏，也可以通过异常代谢途径促进肾脏病发展。

（8）环境因素：长期接触有毒的物质和环境容易导致慢性肾脏病，常见的如重金属镉、汞等，有毒气体如甲醛、氟化物等。此外，如农药、蜂毒、蛇胆等，尽量避免接触或食用。

（朱加明　袁　敏　丁小强）

3. 肾脏病有哪些常见临床表现

常见的肾脏病临床表现，主要有三方面：一是肾脏疾病本身的表现，如尿色异常、尿泡沫增多、尿量异常、排尿异常、水肿、腰酸腰痛等；二是肾功能减退后引起其他系统并发症的表现，如高血压、乏力、贫血、恶心呕吐、精神神经异常等；三是继发性肾脏病伴有的特殊表现，如皮疹、关节痛、口腔溃疡、脱发、腹痛等。

其中，最常见和需要密切关注的临床表现有以下四点。

（1）血尿：血尿如表现为肉眼可见的尿色加深、尿色发红或呈洗肉水样，称为肉眼血尿；若肉眼不能察觉，只能通过显微镜检查发现，称为镜下血尿。体检发现的往往是镜下血尿。尿中红细胞的形态可以帮助判断血尿的来源性质，以异型为主，为肾小球源性；以均一型为主，则是非肾小球源性。

（2）蛋白尿：尿蛋白排泄率＞150 毫克/天称为蛋白尿，肾小球疾病往往是选择性蛋白尿，即以白蛋白排泄为主，尿白蛋白排泄率为 30～300 毫克/天时称为微量白蛋白尿，可以作为肾小球疾病的早期诊断标准。蛋白尿常以尿泡沫增多的形式被患者发现，但尿泡沫增多不仅限于蛋白尿，还可见于尿溶质增多的其他情况，如尿结晶增多等。

（3）水肿：水肿是肾脏病最常见的临床表现之一，也最容易被发现。肾性水肿多出现在组织疏松部位(如晨起眼睑)、身体下垂部位(如脚踝和小腿)，长期卧床时则最易出现在骶尾部，严重时可发展至全身，包括胸腔和腹腔等。

（4）高血压：肾脏病是高血压的重要病因，高血压是肾脏病的常见临床表现，因此所有高血压患者均应仔细检查有无肾脏病，尤其是年轻患者。除了检查肾实质疾病，肾血管的病变也不应该忽视。

（朱加明　陈利明　丁小强）

4. 为什么很多慢性肾炎患者可以"无症状"

慢性肾炎患者的"无症状"，与下列因素有关。

（1）肾脏具有强大的代偿功能：每个肾脏都是由 100 多万个肾单位组成，部分肾单位处于半工作或不工作状态，当肾小球出现损坏时，这些肾单位开始进入正常工作状态，而且肾单位自身也具有很强的代偿能力，一个肾小球最大可以负担 3～4 个肾小球的工作量，只有当一半以上的肾小球损坏时，症状才会表现出来，此时患者再来就诊时已有相当长的时间了，此时的病情往往已经进展到了严重的阶段。

（2）肾脏疾病早期临床表现的非特异性和患者对肾脏疾病知识的不了解。肾脏疾病早期所表现出来的症状往往是非特异，如程度不等的腰酸、乏力、水肿或高血压等，若是患者对肾脏疾病认识不够，对这些症状不以为然，觉得是劳累所致，休息一段时间就会没事的，就容易忽视。所以当患者出现了比较明显或经一般的休息不能缓解的严重症状才来就诊，往往疾病已有了相当程度的进展。

（3）早期的诊断缺乏敏感指标：目前检查肾功能的各项方法都存在一定的局限性，尤其是针对早期肾脏病的诊断，无创的检查不够敏感，有创的检查因存在一定的风险而不能普及。因此，仍需进一步提高尿液无创标志物的研发。

（朱加明　俞小芳　丁小强）

5. 怎样判断自己可能有肾脏疾病

如何判断自己是否要行肾脏疾病检查，包括两个方面。

（1）是否有罹患慢性肾脏病的高危因素：常见的肾脏病危险因素包括如下四种。①与代谢相关的疾病，如高血压、糖尿病、高脂血症、高尿酸血症、痛风、肥胖等。②肾毒性药物使用史，如经常使用止痛药、氨基糖苷类抗生素、化疗药物、抗结核药、抗癫痫药等，包括检查使用的造影剂。③患有易导致肾脏病的继发性疾病，如风湿性疾病中的系统性红斑狼疮和血管炎、心功能不全、肿瘤、血液系统疾病等。④高危的行为或环境，如长期吸烟史、吸毒，长期与有毒化学物质接触如重金属汞、镉等。

（2）是否有慢性肾脏病的表现：①尿色异常、尿泡沫增多、夜尿增多、尿量异常等。②水肿，特别是晨起眼睑、脚踝和小腿部位。③高血压，发现高血压均应仔细检查有无肾脏病，尤其是年轻患者。④其他非特异症状，如腰酸、乏力、贫血等。具有上述任一方面因素，均需定期做肾脏相关的检查。

蛋白尿常以尿泡沫增多的形式被患者发现，但尿泡沫增多不仅限于蛋白尿，还可见于尿溶质增多的其他情况，如尿结晶增多等。除了泡沫尿，肾脏病常见的非特异性症状如上所述，还包括如下几点。①胸闷，气急，活动后多有加重，可能是体内水分过多导致。②反复恶心，呕吐，食欲不振，口中有氨味。③皮肤瘙痒，往往伴有血磷升高。④面色苍白，可由于肾功能不全时肾脏分泌促红细胞生成素减少、缺铁、骨髓造血能力下降所致。

（朱加明　方　艺　丁小强）

—— 专家简介 ——

方　艺

方艺，医学博士，复旦大学附属中山医院肾内科副主任医师、硕士生导师，上海市肾脏疾病与血液净化重点实验室副主任。中华医学会肾脏病学分会青年委员，上海市医学会肾脏病专科分会委员，中国女医师协会肾脏病与血液净化分会委员等。

长期从事急性肾损伤的流行病学研究、慢性肾脏病早期诊断与慢病管理工作，并致力于急、慢性肾脏病发病机制的基础研究。

6. 慢性肾炎综合征有哪些临床表现

慢性肾炎综合征是由多种不同病因引起的一组肾小球疾病，是那些临床呈慢性过程的肾小球肾炎的统称。IgA 肾病、膜增生性肾炎、膜性肾病、肾小球硬化症等原发性肾小球疾病都可以表现为慢性肾炎，我国以 IgA 肾病最多见。

慢性肾炎综合征可发生于任何年龄，但以青、中年男性为主。其起病方式多样，常常隐匿或慢性起病，部分患者可因劳累、感染等诱因使病情突然加重而类似于急性发作。慢性肾炎综合征以蛋白尿、血尿、高血压为基本临床表现，常伴有不同程度的肾功能减退。由于本组疾病的病因、病理类型、病情严重程度以及是否得到恰当治疗不同，临床表现轻重跨度很大，轻者可以仅仅表现为尿检异常而没有明显症状，重者可有明显浮肿、高血压，并很快进展到尿毒症。实验室检查一般有尿检异常，24 小时尿蛋白常为 1～3 克，以及肾小球源性血尿，可见管型。出现肾功能减退后伴有血尿素氮和肌酐的升高，以及电解质和酸碱平衡紊乱。B 超常常提示双肾实质回声增强、肾脏萎缩。

慢性肾炎综合征持续数年，甚至数十年后，肾功能逐渐恶化并出现相应的临床表现（如消化道症状、贫血、肾性骨病等），最终发展为尿毒症。病变进展速度影响因素很多，一般临床上血压和蛋白尿控制不好的，以及病理类型较重的患者肾功能恶化往往较快。

（蒋更如）

7. 急性肾炎综合征有哪些临床表现

急性肾炎综合征是指一种病理学表现为肾小球内弥漫性炎性改变，临床表现为突然起病的血尿、红细胞管型、轻度蛋白尿，时常伴有高血压、水肿和氮质血症为特征的综合征。可引起急性肾炎综合征的病因很多，常见的有急性链球菌感染、系统性红斑狼疮（SLE）、过敏性紫癜等疾病累及肾脏等，原发性肾小球疾病的某些病理类型在疾病的某一阶段也可表现为急性肾炎综合征。

由急性链球菌感染所致急性肾炎综合征多有猩红热、扁桃体炎等链球菌前驱感染史，感染后 7～21 天发病，主要临床表现为浮肿、血尿和高血压等三大症状，还可伴轻度贫血、疲乏及腰痛等。典型者为眼睑浮肿，数日后可发展至下肢及全身，该类型浮肿首先发生于组织疏松部位，称为"肾炎性水肿"，与"肾病性浮肿"不同;血尿多为深茶色或棕色,病情缓解后转变为镜下血尿,可持续数月;多数为轻至中度血压升高,表现为头痛、头晕、呕吐等。急性链球菌感染后肾小球肾炎一般为自限性,2～4周内病情可自发缓解。少部分患者病情严重,可出现急性充血性心力衰竭、高血压脑病和急性肾功能衰竭等并发症而危及生命。由SLE、过敏性紫癜等疾病所致急性肾炎综合征各有其肾外表现。原发性肾小球疾病中的某些病理类型如 IgA 肾病、膜增生性肾炎等其临床表现可以类似于感染后急性肾小球肾炎,肾脏病理活检有助于诊断。

(蒋更如)

8. 何为氮质血症，正常人也会有吗

血中尿素、肌酐、尿酸等非蛋白氮的含量显著升高,称氮质血症。正常人血中非蛋白氮为 25～35 毫克％,其中尿素氮为 10～15 毫克％。

各种肾脏病特别是肾小球疾病可导致肾小球滤过功能受损,这样血中氮质废物排泄障碍,遂蓄积于血液中,随着肾功能衰竭的加重,氮质血症会越来越严重。以上由于肾脏排泄功能障碍而导致者为狭义的氮质血症,但氮质血症是一个生化名词,有广义和狭义之分。广义的氮质血症是指只要血中的尿素氮或肌酐等非蛋白氮超出正常范围,均可称为氮质血症。广义的氮质血症甚至可以出现于正常人,如果某人在一个较短的时间里大量进食高蛋白食物,比如大量食用鸡、鸭、鱼肉或者鸡、鸭血等荤菜或豆制品,即使这个人本身的肾功能正常,但由于进食蛋白质过多,大量的氮质分解产物在短时间内来不及从肾脏排出,则会出现尿素氮等非蛋白氮的升高,即氮质血症。因此,绝对不能说出现了氮质血症就一定是生了肾脏病。

此外,还有一些氮质血症虽然属于疾病范畴,但并非由肾脏病或者主要是因为肾脏以外的病变所引起,比如腹泻、呕吐等导致的严重脱水状况,其氮质血症的原因在于血液浓缩以及肾脏灌注减少所致;严重的心力衰竭可导致肾脏灌注减少而出现氮质血症;消化道出血可由于残血的吸收和肾灌注减少等导致氮质血症等,临床上需注意鉴别。

(蒋更如)

9. 哪些人容易患肾脏病

随着人口的老龄化以及人们生活水平的提高,我国肾脏病,特别是慢性肾脏

病的发病率逐年增高。了解肾脏病的易患因素，对于早期预防和治疗非常重要。以下人群是肾脏病的高发人群。

（1）高血压患者：血压高会加重肾脏负担，长期高血压可以引起肾动脉或肾小动脉硬化，影响肾功能。控制高血压是预防和延缓慢性肾脏病最重要的干预措施。

（2）糖尿病患者：1/3 左右的糖尿病患者会累及肾脏，出现糖尿病肾病。糖尿病患者要十分重视保护肾脏，早期即要控制好血糖和血压。

（3）滥用药物或"补品"的人：进入体内的药物大多数是通过肾脏排泄出体外，有些药物可能对肾脏造成严重伤害，如解热镇痛药、某些抗生素、含马兜铃酸的中草药等，所以药物一定要在医生指导下使用，不可乱用，以免对肾脏造成不可挽回的伤害。此外，某些保健品、减肥药也可能造成肾脏损害。

（4）肥胖人群：肥胖除了直接引起肾脏负担加重，肥胖的人多数还存在高脂血症以及高代谢状态，这些因素均可导致肾脏功能受损。所以肥胖的人应积极改变自己的生活方式，降低体重十分必要。

（5）有肾脏病家族史者：研究表明，除了一些遗传性和先天性的肾脏病外，很多慢性肾脏病有家族聚集倾向，相对于没有肾脏病家族史的人，家族中有慢性肾脏病患者的人更易患肾脏病。

（6）有其他容易累及肾脏的疾病的患者：如系统性红斑狼疮、痛风、慢性肝病、尿路感染或结石等。

（蒋更如）

10. 哪些不良生活习惯对肾脏病影响最大

随着国人饮食结构和生活习惯的改变，目前糖尿病、高血压、高尿酸血症、肥胖等代谢性疾病发病率日益升高，继发于这些代谢性疾病的慢性肾脏病也随之增加。

在日常生活饮食中，高盐、高脂、高嘌呤饮食均会导致慢性肾脏病加重。此外，感染、劳累过度、长期憋尿、乱用药物、血糖控制不佳也是导致或加重肾脏病的原因。

在生活中，要保持良好的饮食、生活习惯。不要暴饮暴食，不宜过咸、过油腻；避免药物滥用，避免使用肾毒性药物（如减肥药、部分抗生素、消炎止痛药的过量运用）。

此外，适量运动有助于身体健康，但建议大家不要过度运动。曾有年轻男性盲目健身，在剧烈活动的同时吃大量蛋白粉，结果导致肾功能衰竭。因此，运动要适量，凡事不要过度。

（倪兆慧）

11. 感冒会诱发肾脏病吗

慢性肾脏病的发病诱因多种多样，其中有一个常见的诱因不得不提及——感冒！感冒，医学上称为"上呼吸道感染"，这种常见的"小小疾病"，却存在着诱发肾脏病的风险。比如拿我国最常见的原发性肾小球肾炎——IgA 肾病来说，经过医生问诊发现不少患者在发病前或本次疾病加重前的短时间内得过感冒，医学研究也证明了上呼吸道感染与此类肾脏病的发病存在关联。类似的情况也见于肾病综合征，常常因为感冒而发作或加重，感冒可以增大肾病综合征病发的概率。相关统计表明，在引发肾病综合征的诱因中，上呼吸道感染占 60%～70%。秋冬季节气候变化时忽冷忽热，上呼吸道感染极易流行，因此首次发病和再次复发的肾病综合征患者也有所增多。此外，急性肾炎常有前驱链球菌感染史，这个前驱感染有时症状类似于"感冒"。

IgA 肾病和肾病综合征大都在咽痛或上呼吸道感染后发病，在出现轻重不一的发热、咽痛、咳嗽、食欲减退、疲乏无力、恶心呕吐、头痛后出现肉眼血尿，或尿中泡沫迅速增多。这种尿液变化可以在感冒好转后逐渐恢复到原来水平。但也有部分患者持续不好转，造成较为严重的后果。

肾脏疾病的发作与加重的确与感冒有一定的关联，希望在现实生活中，特别是肾脏病患者对于感冒这种常见病要引起重视，以减少肾脏病复发或加重的可能性。

（蒋更如）

12. 先天性肾缺如需要注意什么

随着检查手段的增多，现在发现先天性一侧肾缺如并不罕见，但只要存在的那个肾脏功能没有受损，就对人体影响极小。如果这个独肾功能健全，就可以完全胜任排泄毒素的任务，患者的血液和尿液检查可以完全正常，仅仅在做 B 超等影像学检查时发现只有一个肾脏，且体积比正常增大。出现这种情况是因为独肾工作量的增加，需要承担更多的排泄废物的任务而发生的代偿性增大。

先天性肾缺如患者主要的风险在于独肾一旦发生疾病或创伤，由于没有另一只肾代偿，疾病进展会比较快，容易进展到肾功能不全。因此，要尽量保护好独肾，尽可能避免损伤肾脏。比如避免外伤、尿路感染和结石；对某些有肾脏潜在毒性的药物，包括某些抗生素、止痛片、中草药等，应尽量避免使用或咨询肾脏病专家后才能使用。此外，某些检查需要使用造影剂，如增强 CT、血管造影等，应慎重接受这些检查，因为造影剂可造成肾脏受损。

饮食方面，建议平时多喝水，饮食要清淡，少吃咸的，少用油盐和其他调料；蛋白质摄入要适量，因为过多的蛋白质摄入会增加肾脏负担，但是蛋白质也是生长发育必需的营养物质，缺乏会导致营养不良或发育迟缓。那就要做到"少而精"，尽量摄入适量的优质蛋白质，也就是动物蛋白；避免饮食中铅、铜、磷等矿物元素超标；尽量不要饮酒。最后，有条件的患者建议定期检查尿常规和肾功能，以早期发现可能的肾脏病变。

（蒋更如）

13. 小便泡沫多是肾脏病吗

提到泡沫尿，很多人会与蛋白尿混淆，其实泡沫尿不等于蛋白尿，更不等于肾脏病。对大部分人来说，小便时有泡沫是很正常的现象。蛋白尿时尿中可有泡沫多，但尿中泡沫多不一定是蛋白尿。尿中泡沫多少不仅与尿蛋白多少有关，还与尿的张力有关。尿液中含有一些有机和无机物质，可使尿液张力增加而出现一些泡沫，这种泡沫往往较大，并且很快就消失。而且如果饮水少，尿液浓缩时溶质增多，尿张力增高，泡沫增多；反之饮水多，小便稀释，则泡沫变少。蛋白尿时的泡沫有其特点，多齐聚于尿容器周边，呈现细小的泡沫而不易消散。因此，当尿中泡沫多且久聚不散时需行尿常规检查，以明确是否为蛋白尿。

自己在家也可以做一个简单的小实验来鉴别：取一支试管装 20 毫升尿液，用手来回振荡，如尿液表面出现细小而久不消散的泡沫，为可疑蛋白尿，应去医院进一步检查。如果是大泡沫很快消失，一般不是蛋白尿。当然了，如果出现泡沫尿又伴有血尿，或者有浮肿、高血压、多饮、多尿、多食、口渴、尿频、尿急、尿痛等症状时，最好到医院检查，以确定是否为真性蛋白尿，以免延误病情。

（蒋更如）

14. 水肿一定是肾脏病吗？ 通常见于哪些疾病

通常所称的水肿是指组织间隙内的体液增多，可表现为全身性或局部性，可见于多种疾病，肾脏病导致的水肿属于全身性水肿的一种。常见的全身性水肿病因如下。①心脏疾病：主要见于各种心肌或瓣膜疾病等导致的充血性心力衰竭；②肾脏疾病：各种急、慢性肾小球肾炎、肾病综合征和肾功能衰竭等；③肝脏疾病：肝硬化、肝坏死、肝癌、急性肝炎等，常以腹水为主；④营养性因素：各种原因导致的蛋白质摄入不足、消化吸收障碍、消化道排泄或丢失过多，以及蛋白质合成功能受损等；⑤妊娠因素：妊娠后期，或合并妊娠期高血压疾病；⑥内分泌疾病：抗利尿激素分泌异常综合征、肾上腺皮质功能亢进、甲状腺功能低下、甲状腺功能亢进等；⑦特发性因素：该型水肿为一种原因未明或原因尚未确定的综合征，多见于妇女。

此外，还有部分患者由于局部静脉、淋巴回流受阻或毛细血管通透性增高引起躯体某一局部发生水肿叫做局部性水肿，常见病因如下。①淋巴性：包括原发性和继发性淋巴性水肿；②静脉阻塞性：肿瘤压迫或转移、局部炎症、静脉血栓形成、血栓性静脉炎等导致；③炎症性：为最常见的局部水肿，如丹毒、疖肿等；④变态反应性：荨麻疹，血清病以及食物、药物、刺激性外用药等的过敏反应等；⑤血管神经性：属过敏反应或神经源性，可因昆虫、机械刺激、温热刺激或情绪激动而诱发。

（蒋更如）

15. 腰酸、腰痛一定是肾脏病吗

腰酸、腰痛不一定是肾脏病，但肾脏病也常常会造成腰酸腰痛，需要仔细鉴别。

肾脏问题引起的腰痛病因如下。①肾实质性疾病所致的肾肿大，会出现持续性胀痛、钝痛，主要见于急性肾小球肾炎、急进性肾炎等，部分患者还伴有肉眼血尿、浮肿、高血压等。②肾脏感染性疾病，多见于肾脓肿、急性肾盂肾炎早期症状等，多表现为单侧腰痛，难以忍受按压和叩击检查，往往伴发热寒战，可以通过化验血尿常规和 B 超来诊断。③肾脏肿瘤或囊肿：如肾囊肿、多囊肾、良性及恶性肿瘤等。若囊肿或肿瘤足够大，牵扯肾包膜，会引起持续性胀痛和钝痛。可以通过 B 超或 CT 来确诊。④肾结石疼痛表现，若结石嵌顿在输尿管会发生肾绞痛，表现为间歇性、发作性的剧烈绞痛，可能向会阴部放射。实验室检查可以明确诊断。

其他非肾脏因素造成的腰酸、腰痛包括：①由于脊柱骨关节及其周围软组织的疾患所引起，如挫伤、扭伤所引起的局部损伤、出血、水肿、粘连和肌肉痉挛等；②由于脊髓和脊椎神经疾患所引起，如脊髓肿瘤、脊髓炎等所引起的腰酸；③由于内脏器官疾患所引起，如子宫及其附件的感染、肿瘤可引起腰骶部酸痛；④由于精神因素所引起，如癔病患者也可能以腰病为主诉，但并无客观体征。

（汪年松　程东生）

16. 如何鉴别腰肌劳损和慢性肾炎

腰肌劳损又名慢性劳损性腰背痛，是临床上常见的疾患之一。其临床表现如下。①弥漫性疼痛：患者多主诉腰背部(有时包括臀部)弥漫性疼痛，以两侧腰部、椎旁及骶嵴上更为明显。其特点是晨起时痛剧，活动数分钟或半小时后缓解，但至傍晚时似乎因活动过多疼痛又复现，休息后又好转。②多有诱发因素：患者发病多有明确的诱发因素，其中以体力劳动、体育锻炼、过累、受潮及受凉为多见，且于既往病史中多有类似情况发生。③点状压痛及皮下结节：患者多能用手指明确指出其痛点(一点或数点)。④辅助检查尿检及肾功能均正常。

慢性肾炎，系指蛋白尿、血尿、高血压、水肿为基本临床表现，起病方式各有不同，病情迁延，病变缓慢进展，出现不同程度肾功能减退，最终将发展为慢性肾衰的一组肾小球病变。由于本组疾病的病理类型及病期不同，主要临床表现各不相同，疾病表现呈多样化。在疾病的发展过程中可有轻微的腰部不适感，但一般很少出现明显的腰痛，更不会出现压痛点。辅助检查如下。①尿液检查：尿检异常是慢性肾炎的基本标志。蛋白尿是诊断慢性肾炎的主要依据，尿沉渣可见颗粒管型和透明管型。多数可有镜下血尿、少数患者可有间发性肉眼血尿。②肾功能检查：多数慢性肾炎患者可有不同程度的肾小球滤过率(GFR)减低，早期表现为肌酐清除率下降，其后血肌酐升高。

（严　艳）

—— 专家简介 ——

严　艳

严艳，上海交通大学附属第六人民医院肾脏内科副主任医师，医学硕士。

从事肾脏内科工作 20 余年，具有扎实的临床基础，对各种肾脏疾病包括慢性肾炎，急、慢性肾功能不全，尿路感染等有较丰富的诊治经验。擅长慢性肾脏病营养治疗以及慢性肾脏病（CKD）的一体化治疗。

17. 血尿通常见于哪些疾病

正常人的尿中一般没有红细胞，如果尿中每高倍视野有 3 个以上的红细胞，就叫血尿，是泌尿系统疾病的信号。

血尿分两种情况：肉眼血尿，指可看到尿的颜色是红色，洗肉水样色；镜下血尿：尿的颜色正常，外观无异常，但显微镜下尿中发现有红细胞或隐血，一般无任何症状，多于体检时发现。

引起血尿的原因很多。①尿路感染：患者有尿频、尿急、尿痛主述，特别是出血性膀胱炎，还可能同时有肉眼血尿。②泌尿道结石：有腹痛，肉眼或镜下血尿。③泌尿道结核：可能有结核病史，明显的膀胱刺激征，肉眼或镜下血尿。④原发性肾脏病变：如 IgA 肾炎等。⑤高血压：未控制好的高血压，会出现镜下血尿。⑥糖尿病：血糖没有控制或糖尿病十年以上已引起肾脏损害。此外，还有尿路狭窄、药物、外伤、风湿病、全身出血性病变等。特别是中老年人出现无痛性血尿，特别要当心泌尿系统肿瘤的可能性，由于血尿的病因复杂，在临床上确诊较为困难，定期复查尤其重要。

血尿还分为真性血尿和假性血尿，有些人在服用利福平、氨基比林、酚红、苯妥英钠药物后，或进食含色素食品如甜菜、番茄、辣椒，均可使尿液呈红色，血便和经血污染也可以出现尿色发红，但尿常规检查结果正常。临床上称为假性血尿。但如果尿多次检查超过正常，应引起重视，坚持定期随访，及早发现病因，及早治疗。

（简桂花）

18. 少尿和无尿一定是肾脏病吗

健康成人昼夜（24 小时）尿量为 1 000～2 000 毫升。少尿指成年人 24 小时尿量少于 400 毫升或每小时尿量持续少于 17 毫升（儿童＜0.8 毫升/千克）。无尿指 24 小时尿量少于 100 毫升或 12 小时内完全无尿，常有乏力、倦怠、水肿等先驱症状，大多数在先驱症状 12～24 小时后即开始出现少尿或无尿。

尿液的生成与肾小球滤过率和肾小管、集合管的重吸收及排泄有关,正常情况下,在原尿量与重吸收之间维持着一定的比例,称为球-管平衡。通过这种调节每日尿量能够保持在500～2 500毫升的正常范围,维持机体的体液平衡。影响肾小球滤过率的因素有肾血流量、肾小球滤过膜的通透性(完整性)和面积、肾小球的内压力以及血浆胶体渗透压。而影响肾小管、集合管重吸收功能的因素包括肾小管功能的完整性,特别是远曲小管和集合管功能的完整性;肾小管液中溶质浓度以及抗利尿激素和醛固酮的作用等。当上述任何因素发生改变而破坏了球-管平衡,都会产生尿量的异常。因此,少尿和无尿不一定都是肾脏病。

少尿、无尿的原因分为肾前性、肾性和肾后性三类。

(1) 肾前性:各种肾前性因素导致循环血量和肾血流量减少,肾小球滤过率降低,流经肾小管的原尿量减少,速度减慢,肾小管对水重吸收增加,同时伴有醛固酮和抗利尿激素增多,使肾小管重吸收进一步加强,导致少尿或无尿。常见于严重脱水、休克、低血压、严重创伤、烧伤、挤压综合征、腹泻、呕吐、肾病综合征、心力衰竭、肝功能衰竭、重度低蛋白血症、肾动脉狭窄、肾血管栓塞等疾病。

(2) 肾性:见于各种肾实质性疾病,包括原发性和继发性肾小球疾病、妊娠期肾脏病、溶血性尿毒症综合征等。由于肾小球的炎症改变导致肾小球滤过率下降,而肾小管的重吸收功能相对较好,产生"球-管平衡",导致高渗性少尿。急性肾小管疾病,由于肾实质缺血缺氧,肾小管上皮细胞坏死,管腔堵塞,原尿外渗入间质,同时肾小球内皮细胞肿胀,间质水肿,囊内压增高,导致肾小球滤过率降低,而致低渗性少尿、无尿。急性间质性疾病,包括急性肾盂肾炎、肾乳头坏死、急性间质性肾炎等。由于肾间质出血、炎症渗出等使肾小球囊内压升高,滤过率降低,同时小管上皮细胞坏死,管腔堵塞,导致原尿外流不畅,引起少尿。肾血管炎性疾病,原发性或继发性肾小血管坏死性、过敏性血管炎及恶性肾硬化等,均可导致肾小球滤过率严重下降,发生少尿。自身免疫性疾病肾侵犯、药物中毒,移植肾急性排斥反应,均可导致肾功能减退,出现少尿、无尿。

(3) 肾后性:由于尿路梗阻所致。见于肾盂或输尿管结石、肾结石、肿瘤、血块、脓块或坏死的肾组织堵塞尿路,膀胱肿瘤或腹腔肿瘤扩散、转移,或腹膜外纤维化所致的粘连压迫输尿管以及肾下垂、肾扭转等。

(郭志勇)

—— 专家简介 ——

郭志勇

郭志勇，医学博士、主任医师、教授、博士生导师，海军军医大学附属长海医院肾内科主任。

中华医学会肾脏病学分会委员，全军肾脏病专业委员会副主任委员，上海市医学会肾脏病专科分会副主任委员，中国医师协会肾脏内科医师分会委员，中国中西医结合学会肾脏病专业委员会常务委员，全军血液净化专业委员会常务委员，华东地区肾脏病协作委员会常务委员，上海市肾脏病临床质量控制中心专家委员会委员，上海市血液透析质量控制中心专家。

19. 什么是糖尿病肾病

糖尿病肾病，简言之，就是糖尿病引起的肾脏病变，是糖尿病全身性微血管病变之一，是糖尿病患者最重要的合并症之一，同时也是糖尿病引起的严重和危害性最大的一种慢性并发症，主要变现为蛋白尿（可以是肉眼观察到的泡沫尿，但当尿中蛋白量较少时，往往需要通过临床检测才能发现）、渐进性肾功能减退（通常无明显和特异性症状，需要定期进行肾功能的检查和评估）。由于糖尿病肾病是糖尿病全身微血管病性合并症之一，常同时合并其他器官或系统的微血管病，如糖尿病视网膜病变和周围神经病变。当糖尿病患者出现蛋白尿或肾功能损害但并无合并其他糖尿病微血管并发症的时候，有可能是糖尿病合并了其他肾脏疾病，此时就不能称之为糖尿病肾病了，需要请肾脏专科医师进一步评估鉴别。

一般而言，1 型糖尿病患者发生糖尿病肾病多在起病 10～15 年，而 2 型糖尿病患者发生糖尿病肾病的时间相对较 1 型糖尿病患者短，甚至有可能一发现 2 型糖尿病就已经合并糖尿病肾病了，这多与年龄、其他基础疾病有关，因此 2 型糖尿病一旦确诊，就应该全面评估其并发症的情况，看是否合并糖尿病肾病。近年来，我国糖尿病肾病的发病率逐步升高，已成为导致尿毒症的第二位病因。由于中晚期糖尿病肾病的治疗方法有限，所以要了解糖尿病肾病的相关知识，做到早预防、早发现。

（董 睿）

—— 专家简介 ——

董　睿

董睿，海军军医大学附属长海医院肾内科副主任医师、教授。

擅长代谢相关肾脏疾病，如糖尿病肾病、高尿酸血症肾损害以及复杂尿路感染、慢性肾衰竭合并胃肠道并发症的诊治，具有丰富的临床工作经验。

20. 糖尿病肾病如何早期发现

由于糖尿病肾病后期难以控制，所以重在早期发现、早治疗。家族中有肾脏病、严重高血压、胰岛素抵抗、肾小球滤过率明显增高等均为发生糖尿病肾病的高危因素。由于微量白蛋白尿是临床诊断早期糖尿病肾病的主要线索，因此根据目前国际上的建议，对于 1 型糖尿病患者，起病 5 年后就要进行尿微量白蛋白的筛查；而对于 2 型糖尿病则应在确诊糖尿病的同时检查是否合并糖尿病肾病。如果一次检查阳性，还不能确诊为持续微量白蛋白尿，需要在 3～6 月内复查，如果 3 次检查中 2 次阳性，则可确诊；如为阴性，以后则应每年检查一次。在进行尿微量白蛋白筛查时，应注意排除尿路感染、代谢紊乱（酮症、高血糖）、过度运动、高蛋白摄入等影响尿白蛋白的因素，推荐晨尿为最佳标本，如果留取晨尿有困难，也可以用任意一次中段尿进行尿微量白蛋白检查。除此之外，由于糖尿病肾病会造成肾功能损害，肾功能的评估也不可忽视，建议定期检查肾功能，并且根据血肌酐、年龄、性别等条件综合估算肾小球滤过率。

临床上，糖尿病肾病共分为五期，1 期时肾脏基本没有病理改变，2 期可出现一过性微量白蛋白尿，经过积极控制血糖可以长期稳定，而 3 期表现为持续性微量白蛋白尿，也就是临床上所说的早期糖尿病肾病，如在这一期能够及时发现，经过药物控制，可减少尿白蛋白排出，延缓肾脏病进展，如未能及时发现治疗可能进入 4 期，表现为大量蛋白尿、水肿、肾功能减退，此时临床治疗方法和疗效就有限了，最后进入第 5 期即尿毒症期。因此，糖尿病肾病的早期发现至关重要。

（董　睿）

21. 糖尿病肾病发生的"五部曲"是指什么

糖尿病肾病发生的"五部曲"，是指糖尿病肾病的病程分期。从起病的隐匿阶段、临床早期、临床期直至临床晚期，通常将 1 型糖尿病肾病分为五期。2 型糖尿病肾病的临床表现与 1 型相似，但起病更隐匿。

1 期：肾脏高功能期。表现为肾脏高灌注、高滤过、球内高压，肾小球滤过率升高 25％～45％，肾脏体积增大。此期尿白蛋白排泄率、血压和血肌酐正常。上述改变在糖尿病确诊时即可存在，为可逆性，血糖严格控制则可恢复。

2 期：潜伏期。肾小球的高灌注、高滤过、球内高压状态仍然存在，尿白蛋白排泄率、血压和血肌酐仍然正常，但病理上出现肾小球基底膜增厚和系膜基质增多等病变。糖尿病起病后一般 5～15 年进入该期。

3 期：微量白蛋白尿期。此期突出表现为尿液检查出现微量白蛋白尿，即尿白蛋白排泄率为 30～300 毫克/24 小时，夜间 12 小时为 20～200 微克/分，或随机尿的白蛋白(微克)/肌酐(毫克)比值为 30～300，6 月内不同时间测定 3 次，至少 2 次达上述标准方能诊断。血压多在正常范围但有升高趋势，部分患者血压昼夜节律发生改变。肾小球滤过率轻度升高或仍在正常范围。糖尿病起病后一般 6～15 年进入该期，该期积极治疗，肾脏病常可逆转。

4 期：显性蛋白尿期。尿蛋白量明显增多，大于 300 毫克/24 小时，并可出现大量蛋白尿。多数患者出现高血压。肾小球滤过率逐渐下降，一般每年下降约 10 毫升/分。糖尿病起病后一般 10～15 年进入该期。

5 期：终末期肾病期。此时肾功能恶化，血肌酐持续上升，尿蛋白常无明显减少，高血压常见，严重时需透析治疗。

（朱加明　滕　杰）

22. 糖尿病肾病有哪些临床表现

糖尿病肾病的临床表现，在不同发病阶段和临床分期，症状和严重程度有所不同。通常糖尿病肾病的临床表现主要包括蛋白尿、高血压、水肿、肾功能减退及糖尿病其他靶器官损害表现。

蛋白尿为糖尿病肾病最常见症状，通常就诊患者 24 小时尿蛋白定量超过 300 毫克，尿常规蛋白为阳性。糖尿病肾病早期尿蛋白可为阴性或间歇阳性，测定尿微量白蛋白可早期诊断，否则早期患者因无症状容易漏诊。随着糖尿病性肾脏病的发展，尿蛋白逐渐变为持续性，严重时可以呈大量蛋白尿，肾脏损害比较严重，预后不良。

高血压并不是糖尿病肾病的早期表现，但在显性蛋白尿的糖尿病肾病患者中，高血压者较多，在终末期肾病或者血管病变严重者，可出现恶性高血压。高血压可加重糖尿病肾病，故有效控制高血压十分重要。

糖尿病肾病早期较少出现水肿，当 24 小时尿蛋白定量超过 3 克时，水肿就会出现，刚开始出现在下肢和眼睑，随着尿蛋白增加，血浆白蛋白下降，水肿可发展至全身。少数患者在血浆白蛋白降低前，可有轻度浮肿，这可能与糖尿病血管舒缩功能障碍或心功能不全有关。

糖尿病肾病中晚期可逐渐出现血肌酐升高直至尿毒症，并伴发终末期肾病的相关临床表现，如贫血、消化道症状、骨痛等。

糖尿病肾病往往伴随其他靶器官损害而出现相应临床症状，如糖尿病眼底病变者视力改变，糖尿病周围神经病变者四肢感觉异常，糖尿病心脑血管病变者出现脑梗、心绞痛等，周围血管病变者出现糖尿病足坏疽等。

（朱加明　滕　杰）

23. 体重迅速增长和肾脏病有关系吗

正常情况下人体体重处在动态变化中，甚至一天之内的早晚、就餐前后等都会明显波动。相对平稳的体重增长常见于生长发育、妊娠、肥胖等，通常在数周至数月内体重明显增长。但如果短期内（数天至数周）体重明显上升，则应引起重视，因为可能存在其他病理性原因。最常见的体重迅速增长原因是体内有过多液体积聚，包括全身性水肿、体腔内积液（尤其大量胸腔积液、大量腹腔积液）等。

水肿是指皮下组织的细胞内及组织间隙内液体积聚过多，可分为全身性水肿和局限性水肿。全身性水肿大多由全身性疾病所致，常可导致体重迅速增长，而肾脏疾病是引起水肿的常见病因。我们知道肾脏主要功能是生成和排泄尿液，并借此排出人体产生的代谢废物，维持机体内环境稳定。肾脏发生疾病尤其是肾小球肾炎时，一方面肾脏排泄功能受损，水、钠排泄减少，造成过多液体积聚体内。此外，肾炎时毛细血管通透性增加，血浆蛋白及水分易从血管中渗出进入组织间隙，进一步加重水肿；另一方面，肾脏病导致大量血浆蛋白从尿液中丢失，血浆蛋白水平下降，血浆胶体渗透压下降促使液体从血管内进入组织间隙和体腔，引起明显水肿，甚至大量腹腔和胸腔积液，导致体重明显增加。所以说当短期内发生体重明显增加时，一定要警惕肾脏病可能。

值得一提的是，其他全身疾病如严重的心功能衰竭、肝病、营养障碍、内分泌疾病等也会引起严重水肿或体腔内积液，造成体重迅速增长。因此，如果发现短期内体重增加、眼睑和/或下肢肿胀、皮肤按压后有凹陷、腹围快速增加、胸闷不适等症状时，需及时就医行进一步详细检查，尽快明确有无水肿或积液及其病因，然后酌情给予相应处理或治疗。

（俞小芳　滕　杰）

—— 专家简介 ——
俞小芳

俞小芳，医学博士，复旦大学附属中山医院肾脏科副主任医师、硕士生导师，上海市医学会肾脏病专科分会青年委员会副主任委员。

擅长尿毒症腹膜透析治疗、急性肾损伤防治和慢性肾小球肾炎尤其是膜性肾病的诊治。

24. 夜尿增多见于哪些疾病

正常人 24 小时尿量为 1 000～2 000 毫升，白天尿量大于夜间尿量（下午 6 时至早上 6 时的尿量）。年轻健康人白天尿量与夜间尿量之比约为 2∶1，随年龄增长肾脏功能减退，白天尿量与夜间尿量比值逐渐减少，至 60 岁时比值约为 1∶1。如果夜间尿量超过白天或夜间尿量超过 750 毫升时，即为夜尿增多。

那么导致夜尿增多的原因有哪些呢？导致夜尿增多的生理性原因主要有婴幼儿代谢旺盛和肾脏发育不完善及高龄老人肾脏尿液浓缩功能下降等。对于青壮年和低龄老人，夜尿增多常见原因如下。①肾脏排泄功能和尿液浓缩功能减退：肾小球肾炎等疾病进展造成肾单位的损毁，由于正常肾单位数量不断减少，残存肾单位必须不分昼夜地连续工作，才能将体内代谢废物排出体外，因此表现为夜尿增加。此外，慢性间质性肾炎等小管间质疾病造成尿液浓缩功能减退时，夜间产生的原尿无法充分重吸收（浓缩），早期也可表现为夜尿增多。②排尿性夜尿增多：在充血性心力衰竭、肾病综合征和肝硬化腹水伴体内水分过多时，液体积聚首先发生在身体下垂部位。晚上卧床后，由于组织毛细血管压力改变，水肿液由组织间隙转移重新进入血管内，产生类似静脉输液效应而导致夜尿增多。此外，静脉曲张导致下肢静脉回流功能障碍时，夜间平卧后下肢静脉回流改善，也会引起夜尿增多。③渗透性利尿：糖尿病血糖控制不满意者，高尿糖引起尿渗透压升高，可导致渗透性利尿，易出现夜尿增多。④其他原因：如尿路感染、前列腺肥大、妇科疾病、膀胱占位和精神紧张者，夜间排尿次数增加，患者感觉好像是夜尿增加，但实际仅为夜尿次数增多，夜间尿量并没明显增加，这需要注意与夜尿增多相鉴别。

（方　艺　滕　杰）

25.　肾功能衰竭患者为什么会出现恶心呕吐

出现恶心呕吐等症状时，多数人首先想到是胃肠道出问题了。其实肾脏病患者，特别是肾功能衰竭患者也常伴有消化道症状。食欲减退和晨起恶心呕吐是尿毒症常见的早期表现，需予以重视。

那么肾功能衰竭患者为什么会出现恶心呕吐呢？

我们知道，肾脏的主要功能是排泄人体代谢废物和多余水分。各种肾脏疾病最终导致肾功能衰竭时，肾脏排泄功能明显减退甚至完全丧失，大量代谢废物（如尿素氮、胍类、酚类、吲哚类、肌酐、尿酸等尿毒症毒素）和水分在体内蓄积，尿毒症毒素可影响全身各个器官，进而出现一系列临床表现。尿毒症时，由于机体内环境变化，还可使胃肠道寄生细菌产生一种叫尿素酶的物质，尿素酶能使尿液中尿素再分解产生氨，而氨对胃肠道有强烈刺激性，甚至可导致"尿毒症性溃疡"，引起恶心、呕吐、食欲不振、消化道出血等症状。

此外，肾功能减退患者常伴有夜尿增多，由于水分在夜间丢失增加，引起血液相对浓缩，晨起时血尿素氮浓度相对较高，所以消化道症状晨起加重。因此，对于尿量正常的肾功能减退患者，早晨可多喝些水，适当补充水分，避免血尿素氮因血液浓缩而浓度过高，有助于缓解晨起恶心呕吐加重现象。

因此，不明原因出现恶心呕吐等消化道症状时，都需要常规进行肾功能及尿液等检查，来确定是否是严重肾脏疾病所致的消化道症状，避免延误病情。

（俞小芳　滕　杰）

26.　顽固性瘙痒也是肾脏病的表现吗

很多人都曾出现过皮肤瘙痒症状。所谓瘙痒是指各种有害刺激引起的一种皮肤不适感觉。如果只是一过性的轻微瘙痒，能自行缓解，一般来说问题不大。但如果是持续的长时间瘙痒，就要引起重视了，因为有可能是全身性疾病的临床表现之一。可导致瘙痒的疾病众多，其中尿毒症是引起瘙痒的重要病因，约

40％的尿毒症患者伴有瘙痒症状，虽然不直接威胁生命，但严重影响患者生活质量和身心健康。

那么尿毒症患者为什么会出现皮肤瘙痒呢？慢性肾脏病发展到尿毒症阶段，由于肾脏排泄功能的逐步丧失，各种尿毒症毒素不断在体内蓄积，就会出现一系列症状。皮肤瘙痒是尿毒症患者常见临床症状之一，主要表现为全身或局部瘙痒、皮肤干燥、脱屑，常伴或不伴皮疹，顽固性瘙痒令人如坐针毡，常给患者带来极度困扰。尿毒症患者皮肤瘙痒的病因复杂，主要与皮肤干燥、代谢产物（尿毒症毒素）潴留刺激皮肤、继发性甲状旁腺功能亢进（简称继发性甲旁亢）以及周围神经病变有关。尿毒症时体内蓄积的尿素随汗液排出，形成尿素霜沉积于皮肤，尿毒症继发性甲旁亢时钙盐沉积于皮肤，均可刺激皮肤产生瘙痒。此外，由于中、大分子尿毒症毒素的毒性作用，可导致周围神经病变，其在糖尿病肾病所致尿毒症患者中尤其明显，合并神经病变的尿毒症患者更易出现皮肤顽固性瘙痒。

对于尿毒症所致瘙痒症状，预防极为重要，抗过敏药物疗效并不确切。所以尿毒症患者应该定期到肾脏病专科门诊随访，适时开始透析治疗是预防尿毒症皮肤瘙痒的关键。此外，针对皮肤干燥涂搽皮肤乳剂和保湿剂，具有一定预防作用。瘙痒明显者还可用炉甘石洗剂或止痒酒精外涂。在应用常规血液透析疗法充分透析治疗的基础上，联合血液灌流疗法进一步增加对中、大分子尿毒症毒素的吸附清除，有助于部分缓解瘙痒症状。

（俞小芳　滕　杰）

27. 高血压患者一定也有肾脏病吗

高血压是造成肾脏疾病和肾功能衰竭的常见因素。高血压相关肾脏损害、血压水平和病程长短密切相关。几乎可以说，凡是未经控制的持续性血压升高，都会造成肾脏结构乃至功能的损害，只是在早期，这些损害还没有在临床上表现出来而已。随着疾病的进展，可以先出现微量蛋白尿，再出现蛋白尿，有的患者会出现血尿，然后可以出现多尿、夜尿、口渴、多饮等，后期随着肾功能恶化，会引起少尿和一系列尿毒症的表现。对于急进型高血压，肾脏小血管可以迅速发生坏死性炎症，引起肾小球硬化，使患者在短期内出现肾功能衰竭，非常危险。

高血压可以损害肾脏内的小动脉和肾脏的滤过系统。随着高血压缓慢进展，小动脉的管腔在高血压的作用下发生改变，逐渐狭窄甚至闭塞，造成肾实质缺血、肾小球纤维化、肾小管萎缩，使肾脏的皮质逐渐变薄。由于肾脏内正常的部分会代偿性增大，会引起肾脏表面形成颗粒样的改变。肾脏最终会发展为萎缩、失去功能。

高血压可以加重肾脏的损伤，加速肾功能衰竭。因此，肾脏病患者控制血压非常重要。

（郝传明　徐宁馨）

—— 专家简介 ——

郝传明

郝传明，医学博士、主任医师、教授、博士生导师，复旦大学附属华山医院肾脏病科主任，复旦大学肾脏病研究所常务副所长。

中华医学会肾脏病学分会常务委员，中国医师协会肾脏内科医师分会常务委员兼副总干事长，中国生理学会肾脏生理专业委员会主任委员，上海市医学会内科学专科分会副主任委员。

28. 妊娠期肾脏有哪些变化

首先是形态学的改变，肾脏体积增大在妊娠早期就可见到，肾脏长径大约增加1厘米。肾小球增大，但数目不增多。肾脏增大直至分娩后12～16周才恢复原状。肾盏、肾盂、输尿管扩张在妊娠早期就发生，而蠕动明显减弱，张力减退。右侧输尿管在骨盆入口处，易受右旋的膨大子宫压迫，故右侧输尿管、肾盂及肾盏扩张常较左侧为显著，甚至出现尿流不畅。由于泌尿集合系统扩张及尿液淤滞，故易发生尿路感染。

其次是肾小球滤过率的改变，怀孕期间血容量增加最多可达50%。由于雌激素作用，可导致小血管扩张，平均血压降低，每分钟心搏血量含增加30%～40%。在妊娠开始肾血流量及肾小球滤过率就增加，在第4～6个月达峰值，较妊娠前增加30%～50%。以后肾血流量稍降低，而肾小球滤过率继续增加。由于孕妇肾小球滤过率增加，所以其血肌酐较非孕妇为低。因此，在非孕妇为正常值，在孕妇则提示肾功能可能减退。血浆尿素氮超过4.6毫摩/升，肌酐超过70.7微摩/升及尿酸超过4.5毫克/分升应考虑肾功能异常可能，后者还提示先兆子痫。

第三是肾小管功能改变。孕妇发生糖尿较多见，若以每日尿中葡萄糖超过

100 毫克作为标准，则孕妇 70％有糖尿。在正常情况下，每分钟肾小球滤过葡萄糖可达 160 毫克，滤过后几乎全部被肾小管重吸收回血液。每分钟最多重吸收 350 毫克，超过此值就出现葡萄糖尿。孕妇的球-管平衡有缺陷，滤过的葡萄糖较多，而肾小管重吸收相对少些，这样就发生葡萄糖尿。

此外，妊娠期肾脏会受到激素系统（如雌激素、孕酮等）和物理因素（如肾小球滤过率增加、血浆白蛋白减少及体位影响等）的作用，造成水钠调节的改变。在整个妊娠期，孕妇平均体重增加 10～12 千克，体内水增加 5～7 千克。水的增加相对较钠增加为多，因此孕妇血清钠浓度较非孕妇为低。水的滞留主要发生于妊娠晚期。

（郝传明　徐宁馨）

29. 肾脏病会遗传给后代吗

只有少数肾脏疾病是明确的遗传病，如家族中有多囊肾、奥尔波特综合征、薄基底膜肾病等遗传性肾脏病患者，建议孕前配合医生进行家系调查和肾脏病的有关筛查。在怀孕后对部分遗传性肾脏病可进行基因检测，争取早期诊断。主要包括以下几种。

（1）多囊肾：分为常染色体显性多囊肾和常染色体隐性多囊肾。前者较为常见，是一种重要的遗传性疾病。按其遗传规律，家族代代发病，男女发病概率均等。如父母一方患多囊肾，则无论是儿子还是女儿，将有 50％的概率遗传多囊肾。青、中年后，患者的肾出现多个大小不一的囊肿，直径从数毫米至数厘米不等，且随着年龄的增加，囊肿数量增加，囊腔扩大，多数在 30～50 岁出现背部或肋腹部疼痛等症状，部分患者病程中会有囊内出血或肉眼血尿。高血压也是常染色体显性多囊肾常见的早期表现之一。一般于中年后出现肾衰竭，60 岁以上患者中有半数患者发展至终末期肾衰竭，需透析治疗。

（2）奥尔波特综合征：又称遗传性肾炎，X 染色体连锁显性遗传约占 80％，遗传与性别密切相关：男性发病早，病情重；女性一般发病晚，病情轻。以血尿、慢性进行性肾衰竭为特征，部分患者合并感音神经性耳聋及眼病。主要表现如下。①肾脏表现：可表现为持续性或复发性血尿，或肾病综合征，即大量蛋白尿、低蛋白血症、水肿和高脂血症，到疾病后期多发生高血压、肾功能进行性减退。②肾外表现：23％～75％的奥尔波特综合征患者伴神经性耳聋，表现为听力下降。

（3）薄基底膜肾病：薄基底膜肾病为常染色体遗传病，多数患者无症状，一般在因其他目的进行检查或查体时发现。这是一种常见的家族性遗传病，有报道在持续镜下血尿患者中，本病占 26％～51％，以反复血尿为主要临床表现，病程良性，长期预后良好，肾功能长期保持正常。

（4）指甲-髌骨综合征：是一种少见的常染色体显性遗传病。以指甲和髌骨发育异常或缺如为特征，有时伴有其他骨骼改变，如髂骨角畸形、桡骨头脱位、小肩胛骨等，30％～40％的患者合并肾损害，早期表现为蛋白尿、镜下血尿，约30％最终发展为慢性肾衰。

另外，也有少部分常见的肾脏病，如局灶性节段性肾小球硬化等表现为明显的家族性。

（郝传明　徐宁馨）

就｜医｜和｜流｜程

30. 糖尿病患者需要看肾内科吗

每年 3 月份的第二个周四是世界肾脏日。我们知道肾脏与健康息息相关，而对糖尿病患者来说，更是难上加难，因为他们的肾脏不仅要负责清除体内的代谢产物，而且还要承受糖尿病发展对肾脏带来的伤害，与此同时，某些降糖药的不良反应还会给糖尿病肾病患者带来潜在的负面影响。

虽然随着健康教育的普及，测血糖、勤运动、饮食控制，不少糖尿病患者对这几样"功课"都认真对待，但对于各自的肾功能情况如何？恐怕仍然无法知晓。有研究显示，约有 1/3 的糖尿病患者会发展成糖尿病肾病，有些患者甚至会出现尿毒症。2 型糖尿病合并慢性肾脏病的比例高、危害大，但知晓率很低。上海市一项流行病学调查发现，在 30 岁以上的 2 型糖尿病患者中，竟有 64％的患者合并慢性肾脏病，而另一项研究也发现，在合并慢性肾脏病的糖尿病患者中，知晓自己患有慢性肾脏病的患者比例仅有 9.4％！

我们知道，糖尿病本身并不致命，但如果血糖控制不好，糖尿病所带来的并发症，如心血管疾病、肾脏病、眼底病变和糖尿病足等，却会让患者致残甚至死亡。因此，糖尿病肾病，是非常重要的糖尿病并发症之一。目前糖尿病肾病的检出率只有 15％，都是患者出现了相关症状才去医院做检查，且检出后多数都已经错过了最佳的治疗时机。在我国接受透析治疗的终末期肾病，约 15％是糖尿病肾病所致。由于该病起病隐匿，易被漏诊或误诊而延误治疗，且其预后恶劣，临床尚无特效治疗。据统计，糖尿病患者中有 30％～40％的 1 型糖尿病患者和 15％～20％的 2 型糖尿病患者并发糖尿病肾病，并可由最初出现蛋白尿发展至肾病综合征，最终导致肾衰或死亡，糖尿病肾病的 3 年生存率仅为 53％。因此，对糖尿病患者而言，控制血糖当然是首要任务，但是对自己肾功能的监测同样非常重要。

（彭 艾）

31. 高血压患者需要看肾内科吗

答案是肯定的，需要且十分有必要。首先我们需要了解到高血压与肾脏病之间有密不可分的关系。通常我们生活中所最常见的高血压病，又称作为原发性高血压，其发病原因为多因素，包括遗传因素、环境因素（饮食、精神应激、吸烟等）、体重因素、药物因素等，其中尤以遗传与环境因素为著。长期的血压控制不佳，将导致肾脏血管纤维化、肾动脉硬化，继而使肾实质缺血、肾单位进行性减少，最后出现肾功能不全，我们称之为高血压性肾脏病（高血压性肾损害）。然而还存在另一种情况是由于肾脏和/或其他明确疾病所导致的高血压，我们也称之为继发性高血压。

高血压性肾脏病通常发生于高血压病史 5 年以上的患者，早期阶段常常没有任何症状，或仅有夜间排尿次数增多及微量蛋白尿，所以通常很难引起人们的重视，而直到病情进展出现肾功能失代偿表现时（例如：食欲减退、代谢性酸中毒、贫血、肢体水肿、少尿等）往往已经错失了最好的治疗时机，此外病程进展到这个阶段时会出现上述由肾实质性疾病所继发的高血压，从而进入一个恶性循环。故早期的肾脏科随诊，对于高血压相关肾损害的早发现、早治疗是至关重要的。

最后，已经出现高血压性肾损害的患者，应在肾内科医师专业的指导下进行积极有效的血压监测、控制，饮食、生活方式指导及个体化药物治疗是保护肾功能的最重要环节。

（彭　艾）

32. 系统性红斑狼疮患者需要看肾内科吗

系统性红斑狼疮（简称 SLE）是自身免疫介导的疾病，血清中出现以抗核抗体为代表的多种自身抗体和多系统受累是 SLE 的两个主要临床特征，多系统受累是指可能侵犯血液系统、肾脏（泌尿系统）、神经系统、肺脏、四肢关节等，而肾脏是最常累及的器官，大约 70％以上的 SLE 患者临床有肾脏受累的证据，如行肾活检，几乎 100％的 SLE 患者的肾组织都会有病理改变，病理类型多种多样，从肾小球大致正常到晚期硬化病变，轻重程度不同，又分局灶性和弥漫性病变、活动性和非活动性病变等各种病理病变，除了肾小球病变不一样外，每个患者的肾间质小管、肾脏血管等病变性质和程度也各不相同，而且每一种病理类型治疗方案可能不同，因此狼疮患者需要及时看肾脏科，评估是否已经合并肾脏问题，根据肾脏病理特点选择符合患者病情、副作用比较小的治疗，并根据病情变化及时调整治疗方案。

　　SLE患者应留意自己血压、体重变化及有无颜面及下肢浮肿等情况，每年查尿常规、随机尿的白蛋白/肌酐比值，测血肌酐值计算肾小球滤过率，以便早发现、早诊断、早治疗。狼疮性肾炎患者在羟氯喹、ACEI/ARB类药物降蛋白尿以及调脂等非特异性治疗的基础上，可能需要激素或免疫抑制剂，这些药物副作用比较大，需在专科医生的指导下使用，但为预防狼疮复发，切勿自行减药或停药。

（程　劲　韩国锋）

—— 专家简介 ——

程　劲

　　程劲，解放军第四五五医院肾脏病科副主任医师，负责肾脏病理工作。擅长各种原发性或继发性肾脏疾病的诊断和治疗。

　　韩国锋，解放军第四五五医院主任医师、肾脏病研究所副主任。上海市医学会肾脏病专科分会委员，华东地区肾脏病协作委员会委员，解放军第五届血液净化设备质量安全控制专业委员会委员。

33. 痛风患者需要看肾内科吗

　　某男，反复发作四肢关节肿痛十余年，就诊风湿科，诊断为高尿酸血症、痛风性关节炎，建议低嘌呤饮食，但痛风仍时有发作，逐渐出现四肢关节痛风石沉积、关节变形，常服去痛片等镇痛药。一年前腰酸乏力，夜尿频，未重视。近期因腰痛不适，查B超发现肾盂结石，双肾轻度萎缩，化验发现血肌酐升高伴贫血，诊断为"痛风性肾脏病、慢性肾脏病3期"。患者万万没有想到痛风也会造成肾脏损害，想到将来要遭受尿毒症的痛苦，后悔不已。

　　血尿酸男性超过420微摩/升，女性超过360微摩/升，即为高尿酸血症。高尿酸血症目前是常见的代谢性问题，我国部分发达地区发病率可高达20％，多数人表现为无症状高尿酸血症，部分人表现为"痛风"。因高尿酸血症与痛风密不可分，并且是代谢性疾病（糖尿病、代谢综合征、高脂血症）、慢性肾脏病、心血管疾病、脑卒中的独立危险因素，其危害性越来越引起人们关注。肾脏是排泄尿酸的主要脏器，尿酸代谢异常会导致肾脏疾病。当血尿酸浓度超过了饱和度，且处于酸性环境时，容易析出结晶，沉积在肾脏，引起肾间质炎细胞浸润及纤维化、肾脏结石，造成慢性尿酸性肾脏病；部分肿瘤患者放疗或化疗后，血尿酸急剧升高，大量尿酸结晶沉积在肾小管管腔，引起少尿或无尿，就发生急性肾损伤

（AKI）。慢性尿酸性肾病起病隐匿，缓慢进展，主要表现为腰酸、乏力、夜尿增多，轻中度肾功能减退，约20%患者可因尿酸性结石出现肾绞痛、血尿或尿中排出结石，可逐步进展到慢性肾衰竭，表现为血尿素氮、肌酐进行性升高，最终发展为尿毒症。

尿酸性肾病是可以预防的，血尿酸升高的人要有预防肾损害的意识，采取积极有效措施，控制高尿酸血症。平素坚持低嘌呤饮食，多饮水，服用碳酸氢钠碱化尿液。一旦出现肾脏损害，应该积极寻求正规的肾脏专科治疗，不要听信所谓的"偏方、秘方、特效药"，这些大都含有激素、止痛药及含马兜铃酸中药，长期服用可导致骨质疏松、胃溃疡、股骨头坏死、血糖血压升高，贻误病情。

（王会玲）

── 专家简介 ──

王会玲

王会玲，医学博士，解放军第四五五医院肾脏病科主任医师，上海中医药大学硕士研究生导师。

熟悉各类原发性及继发性肾脏疾病的诊断治疗、肾脏病各类危急重症抢救和疑难病症诊治；擅长诊治难治性肾病综合征、中西医结合延缓慢性肾功能衰竭进展等，在急性肾损伤和CKD营养与代谢领域有深入研究。

34. 得了肾脏病需要多久看一次医生

肾脏病犹如高血压、糖尿病等，是一种慢性病，病程迁延不愈，其中相当一部分肾脏病会逐渐进展直至进入终末期肾衰竭，需要透析治疗延续生命。此外，肾脏病表现隐匿，临床往往缺乏特异性的症状，很多肾脏病患者是经健康检查发现存在肾脏病。这就导致了大部分肾脏病患者需要终身定期检查、随访、服药控制病情，因此几乎所有肾脏病患者都需要定期到医院随访。然而究竟多久随访一次为宜呢？这就因人、因病而异了，也与患者处于疾病的阶段，以及病情是否稳定有很大关系。

得了肾脏病后首先应到肾脏专科医生处就诊，明确肾脏病的病因，以及自己所处于疾病的某个阶段。在明确诊断后，定期的实验室检查、随访非常重要。初始应每周一次，判断疾病病情及缓解程度，程度较轻者可每两周随访一次，直至病情有好转趋势，可延长随访周期至一个月、三个月、半年。此后的随访过程应同时注意药物副作用的筛查及判断，以及相关并发症的随访。

（鲍晓荣）

—— 专家简介 ——

鲍晓荣

鲍晓荣，医学博士、主任医师，复旦大学附属金山医院肾内科主任。上海市医学会肾脏病专科分会委员、区县学组副组长，上海市中西医结合学会肾脏病专业委员会委员，上海市医师协会肾脏内科医师分会委员。

主要研究方向为慢性肾脏病心血管并发症发病机制及防治、糖尿病肾病发病机制及防治、高尿酸血症与慢性肾脏病及其心血管事件等并发症防治、血液净化技术的临床应用等。

35. 就诊前怎样自测血压

我们可能会在体检、社区筛查、疾病随访过程中发现血压升高，即超过 140/90 毫米汞柱。为减少血压测量时情绪紧张、休息不够等因素影响诊断以及判断高血压药物的治疗效果，自测血压的准确性、可靠性是十分必要的。自测血压时应注意哪些呢？

首先，自测血压前，让我们选择一个安静的位置，身心放松、舒适的坐姿休息数分钟，同时应避免局部束缚或压迫感过重的衣物。而测量血压最好是在每天的固定时间，对于暂未发现血压升高的人群，可以每天早起测量血压一次。对于高血压患者可以每日测量两次，即早（服药前）、晚（晚餐前或晚餐后）各一次。

其次，在测量血压时，有朋友会问血压计是水银血压计准确还是电子血压计准确？水银血压计因测量原理基于听诊法，测量血压是较为准确的，但操作相对复杂，电子血压计采用的是示波法，方便快捷，对于大部分人群两者的偏差不大，但对于伴有心律失常的患者，建议使用水银血压计。同时，测量血压时应注意上臂放置位置与心脏同一高度。

最后，要做好记录，这样递到医生面前的就是清晰明了的血压"报告"了。

（鲍晓荣）

36. 就诊前怎样自测血糖

随着我国居民生活水平的提高，糖尿病在我国的发病率也在逐年增加，自测血糖的人越来越多,对于血糖控制不佳的糖尿病患者需要一天测量多个时间点的血糖(包括空腹血糖、餐前血糖、餐后 2 小时血糖,晨起高血糖或低血糖时加测凌晨 3 点的血糖值)。而血糖控制稳定的,也需要测固定时间如空腹、餐前血糖等。测量血糖时有一些小细节可以提高测量的准确性。

（1）测量前清洁：测血糖之前,一定要先洗净双手,否则手上粘有的物质可能会影响到检测结果的准确性。同时保持血糖仪的洁净也很重要,否则同样会使检测结果出现偏差。

（2）做好消毒：测血糖是有创伤的操作,因此扎手指之前必须先消毒。消毒可以选用酒精,待其完全挥发再检测,避免酒精混入血液而将其稀释。

（3）采血量要充足：采血针扎手指时尽量选择血运丰富的指腹,在寒冷季节可揉搓后或温水泡泡手再行采血。

（4）使用降糖药物如口服药物或注射胰岛素的患友,应记录好药物用量,更便于调控血糖。

（5）选择一款品质可靠、性能稳定的血糖仪也十分重要,而且应定期校准血糖仪的准确性。

（鲍晓荣）

37. 已经做好动静脉内瘘，要间隔多久才能开始透析

动静脉内瘘应当在结构和功能成熟后方可使用。《肾脏疾病患者生存质量指南》(KDOQI)提出自体动静脉内瘘成熟是指内瘘穿刺时外渗风险最小,在整个过程中均能提供充足的血流量。内瘘成熟应遵循 3 个"6"原则,即瘘管血流量＞600 毫升/分,动脉化的静脉血管直径＞0.6 厘米,皮下深度＜0.6 厘米,血管边界清晰可见。但是目前大多数文献对于内瘘成熟的判断多是结合物理检查与透析时血流量及透析次数进行综合判断。KDOQI 提出内瘘使用时间至少为术后 1 个月,最好 6～8 周以后。但内瘘的成熟时间因人而异,可根据患者的病史、性别、年龄、种族、血管条件、术中情况,均可预测内瘘是否能够成熟以及初步判断内瘘的成熟时间。内瘘成形术后过早开始透析易导致血管壁损伤、血管纤维化、管腔狭窄等并发症,使用寿命缩短。对于血管条件差的患者,内瘘的成熟甚至需要更长的时间,故开始透析的时间也应该适当延长。

（牟　姗）

牟 姗

牟姗,医学博士,上海交通大学医学院附属仁济医院肾内科主任医师、教授、博士生导师,分子细胞(肾脏病)实验室(三级)副主任。中华医学会肾脏病学分会青年委员,上海市医学会肾脏病专科分会委员兼秘书。

擅长用中西医结合方法治疗慢性肾脏疾病及其并发症。

38. 腹膜透析患者突然出现腹水浑浊怎么办

腹膜透析患者突然出现腹水浑浊,并伴有腹痛、腹透超滤改变等,要高度考虑透析相关的腹膜感染,需立即就诊或电话腹透中心求助,但在就诊前需注意以下事项。

(1) 应立即取透出液送检(以首袋出现浑浊的透出液最佳),检查腹透液常规和细菌、真菌等病原体的培养,送检过程中注意避免污染。若不能立即送检,透出液袋应存放于冰箱冷藏。可以多次取样和重复取样送检。

(2) 寻找感染的原因。如果是短管脱落掉地,切勿自行接上继续腹透,应该更换短管后才可继续腹透。如果是隧道口红肿有脓性分泌物的,且勿用力挤压,以免加重感染。

(3) 如果腹透液浑浊并伴有较多絮状物的,在保证无菌操作并排除二次感染的风险后,可以用腹透液冲洗腹腔,一来可以减轻腹膜炎症,二来可以防止腹透管堵塞。

(4) 有经验或有条件的患者,在留取完腹透液标本后,可依据经验给予腹透液中加入抗生素治疗,如果考虑腹膜感染与操作不当、导管接口或隧道口感染有关,可优先选择头孢唑林钠(先锋5号)1克加入腹透液中;如果考虑腹膜感染与胃肠道炎症有关,则优先选择头孢他啶1克加入腹透液中;如不能判断,则可以同时加入上述两种抗生素。

(5) 总的原则就是在保证留取完标本后,尽快得到治疗,不能耽误治疗时机。

(朱加明 吉 俊 丁小强)

吉 俊

吉俊,医学硕士、副主任医师,复旦大学附属中山医院肾内科腹透组组长,上海市医学会肾脏病专科分会腹透学组委员。

多年从事造影剂肾脏病、急性肾损伤、慢性肾衰竭的临床研究，特别对腹膜透析个体化治疗具有一定经验。

39.　腹膜透析患者透析液突然放不出来怎么办

每次进行腹膜透析的液体交换一般不超过 30 分钟，放液时间明显延长是一种不正常的表现，常常需要寻求专业医生的帮助以解决问题。导致腹透液放不出的原因很多，有部分原因即使是没有专业背景的患者或家属也能尝试自行处理，从而减少来回医院就诊的麻烦。例如如下几种情况。

（1）便秘及肠胀气会导致引流不畅，这是因为胀大的肠管会将腹透管包裹或挺起而偏离正常位置，造成腹透液不能完全引流。如果有这样的情况，可加强肠蠕动，服导泻剂或灌肠，可能会有帮助。

（2）胀大的膀胱压迫也会造成引流不畅。腹透管的末端就放在膀胱的后面，有些尿量正常的患者膀胱中充满尿液后，膀胱胀大将管路压迫包裹，导致腹透液引流不畅。如果考虑这种情况，建议排空膀胱后再行放液。

（3）导管移位也会引流不畅，腹透导管的末端放置在腹腔的最低点，利于引流腹透液。如果腹透管漂浮在腹腔的上半部分，那下半部分的腹透液就引流不出来。可以改变体位，多尝试几个体位，可能会对这种情况有帮助。

如果采取以上的措施后仍未解决，要小心将腹透外接管开口无菌封闭，妥善放好后，再去医院寻求专科医生的帮助。由于还存在其他一些原因导致引流不畅，比如腹透管纤维蛋白堵塞、网膜包裹、腹膜炎等，医生会根据每个患者的不同情况分别给予尿激酶封管、手术重置、抗感染等处理措施。

（蒋更如）

40.　腹膜透析患者每次复诊前应该准备些什么

在置入腹膜透析管进行腹膜透析后，患者应及时定期进行复诊。那么，腹膜透析患者每次复诊前应该准备些什么呢？

（1）腹透登记本等病史资料：患者在复诊前应该携带好病史资料及腹透登记本，每天的腹透超滤量，尿量及血压等，以及最近的化验检查如血常规、肝肾功能、钙磷代谢情况、心电图等，以便医生判断患者腹膜透析是否充分以及相关并发症的预防和治疗。

（2）腹透管的日常护理：因为腹膜透析管是异物置入腹腔的，所以患者应该格外注意日常的护理，尽量避免腹膜炎的发生。除了定期更换腹膜透析管之外，患者应注意腹膜炎的三个表现：透出液混浊、腹痛和发热。判断透出液混浊的方法为在透出液袋下面放一张报纸，透出的透析液看不清报纸上的字，就表示透出液混浊。先冲洗腹腔，直到转清，肚子里留一袋水后带那袋浊水回院化验，回院前先打电话。患者应该知道腹膜炎不会自行消失，要尽早治疗，延误治疗可导致腹膜功能受损，严重时要拔管。

（3）腹透量的管理：进行腹透的患者在复诊前应判断发现身体液体过多或过少。液体过多主要表现为水肿，具体表现为体重增加，眼睑、脚踝水肿，血压升高，胸闷气短等心衰表现；而液体过少则表现为体重下降、头晕、口渴、血压下降等。液体过多或过少最为直观的表现为血压水平。患者在复诊前应把近期测量的血压准确数值告知医生，由医生进行判断，调整腹透方案。

（4）自身状态的评估：腹膜透析患者在复诊前应该评判自身的健康饮食与运动水平。由于患者处于尿毒症状态，体内代谢已经发生了很大的变化，加上透析前长期的饮食限制，已使机体处于营养不良的状态。因此，在饮食与运动方面应该格外注意。患者平时应注意以下几点，吃优质蛋白，多食富含维生素及纤维素的食物，低盐，控制水分摄入以及避免食用高磷和高钾食物，并在复诊时将近期饮食与运动水平告知医生。

（5）其他要点：腹透的患者在复诊前应当注意不可随意加减药物，要了解所服用的药物；复诊要提前写好药物的名称、剂量和用法；定期随访，定期复查，只有这样才有利于医生和护士及时了解病情，避免延误治疗。

（桂定坤　张起铭　汪年松）

医｜学｜检｜查｜与｜结｜果｜

41. 哪些检查需要空腹做

　　临床上为避免食物对检测指标的影响或干扰局部脏器观察,故建议空腹检查,即持续 10 小时以上不进食。常见的空腹检查包括血液检查、影像学检查及腔镜检查等。

　　第一,血液检查,包括生化分析如血糖、血脂类指标,进食势必会升高,同时胰岛素等指标亦会受食物影响。同时肝功能检测也要求空腹检查。肾功能检测中血肌酐、尿素氮等的测定,可受部分蛋白食物影响,因此也建议空腹检测。

　　第二,影像学检查,主要是胰腺、胆囊超声检查需要空腹进行,胰腺位于肠道的后方、腹腔的中部,进食可带入空气进入肠道,干扰超声探测,增加胰腺观察难度。胆囊因进食后收缩分泌胆汁,故进食后胆囊收缩变小,不能较好观察。此外,钡餐检查同样需要空腹且排空肠道。

　　第三,胃、喉部腔镜等检查因较易刺激呕吐反射等,进食后可引起误吸窒息等生命危险,均需要空腹后进行。同时肠道腔镜检查,为减少食物残渣的影响,需要空腹并排空肠道。

(鲍晓荣)

42. 已经透析了还需要定期抽血化验吗

　　透析治疗不能完全替代肾脏功能。透析患者仍然可能有贫血、电解质紊乱、肾性骨病、心血管系统疾病等慢性肾脏病的相关并发症。为评估疾病进展及透析治疗效果,需要定期进行抽血化验,从而调整治疗方案。此外,长期血液透析患者是血液感染和血液传播的高危人群,需要定期复查感染病相关指标。但不同指标的化验间隔时间不同。

　　(1) 血常规(包括血红蛋白、红细胞等)、肾功能(包括肌酐、尿素氮、尿酸等)建议每月检查 1 次,铁代谢指标(包括铁蛋白、转铁蛋白饱和度等)建议每 3 个月检查 1 次,以便及时了解贫血、透析充分情况。

（2）肝功能(包括谷丙转氨酶、白蛋白等)、血糖和血脂等代谢营养指标建议1～3个月检测1次,便于及时了解患者营养代谢情况。

（3）电解质(包括钾、钙、磷等)建议每月检测1次,甲状旁腺激素(PTH)建议每3个月检查1次,以便及时评估调整钙磷、骨骼代谢情况,预防肾性骨病等并发症。

（4）乙肝、丙肝、HIV、梅毒等感染性指标对于开始透析不满6个月患者,应每1～3个月检测1次;对于维持性透析6个月以上患者,应每6个月检测1次。由此对血透患者进行分区、分机治疗,避免交叉感染。

此外,心电图、心脏超声等评估心血管功能的检查,建议每6～12个月1次。可及时了解心血管并发症等情况。

（薛　骏）

—— 专家简介 ——

薛　骏

薛骏,医学博士,复旦大学附属华山医院内科主任医师,上海市医学会肾脏病专科分会委员。

擅长各类原发、继发肾脏疾病的诊治;各类危重病的血液净化治疗,参与建立国内首个血浆分离置换中心,率先在国内应用显微缝合技术于动静脉内瘘术。

43. 哪些检查可以发现肾脏病

尿常规是最简单而重要的基本筛查,主要包括尿蛋白、尿糖、尿潜血、红细胞、白细胞和 pH 等项目测定,检查方便、快捷。

尿蛋白定量可用于怀疑或尿常规已发现蛋白尿的患者,包括 24 小时尿蛋白定量、尿微量白蛋白/肌酐比值及尿系列蛋白等。

发现血尿的患者应进行尿红细胞形态和数量检查,包括尿相差显微镜检查,以判断血尿的来源。根据情况,可能需进行影像学检查或膀胱镜等,以判断血尿的来源。

通过抽血查肾功能检查包括血清肌酐、尿素、尿酸和胱抑素等,可以通过血清肌酐水平估算肾小球滤过率,反映肾脏的滤过功能。

影像学检查中,肾脏 B 超对判断肾脏大小,初步评估肾脏情况很有帮助。其他包括泌尿系统平片、静脉肾盂造影、放射性核素检查、CT 和磁共振成像检查

(MRI)。影像学检查对于发现泌尿系统的结构性异常有重要意义。

肾活检，在明确了蛋白尿或肾功能损害的基础上，为了进一步明确疾病的具体病因和病理类型，有时会实施肾穿刺活检术。由于穿刺技术的改进，免疫组化技术和电镜的应用，将肾穿刺活检术用于诊断的质量也大为提高，目前已成为诊断肾脏疾病、指导治疗和判断预后的金标准。

（郝传明　徐宁馨）

44. 如何看懂血液、尿液检查的化验单

用于辅助诊断肾脏疾病的化验众多，非医学专业人士难以全面掌握，但可以了解一下最基本的尿常规和肾功能的化验单怎么看。以尿常规检查化验单为例，如果一些项目后面写了"＋"或"阳性"，在医学上叫阳性结果，提示泌尿系统疾病的可能；反之，"－"或"阴性"就叫阴性结果，一般提示正常。

几个重要的检查项目如下。

（1）pH：代表酸碱度。正常结果为 $5.5\sim8.0$。正常情况下，尿 pH 与饮食有关，较多肉类食物在体内产酸，使尿 pH 偏低。尿 pH 降低常见于酸中毒。增高常见于各种原因引起的碱中毒、I 型肾小管性酸中毒等。

（2）葡萄糖正常结果为阴性。阳性提示糖尿病可能，但甲亢、肢端肥大症、脑肿瘤等也可导致尿糖升高。如果血糖正常，尿糖增加，需进一步评估是否有肾脏近端肾小管损伤。

（3）尿蛋白正常结果为阴性。阳性见于各种肾脏疾病，如肾病综合征、肾小球肾炎和多发性骨髓瘤等。

（4）正常人隐血试验为阴性，阳性需要警惕肾小球肾炎、尿路感染或出血性疾病。

（5）酮体正常结果为阴性。糖尿病酮症酸中毒时尿酮体为阳性，也可见于饥饿、呕吐、腹泻等病理生理状态。

（6）胆红素正常结果是阴性。如果是阳性，提示有肝细胞性或阻塞性黄疸。

（7）白细胞正常结果为 $0\sim16.9/$微升，增多见于各种尿路感染如肾盂肾炎、膀胱炎、尿道炎及前列腺炎。

（8）尿比重正常范围为 $1.003\sim1.030$。尿比重可随进水量而变化。病理情况下，尿比重增高可见于脱水、糖尿病、心功能不全等；降低则见于尿崩症、急性肾功能不全多尿期等。

对于抽血化验肾功能而言，最重要的参考为血清肌酐，通过血清肌酐可以估算肾小球滤过率，目前最常用 CKD－EPI 公式来估算。估算结果可以用于确定慢性肾脏病的分期。

（郝传明　徐宁馨）

45. 留取尿液标本应该注意什么

在临床上，尿液标本送检是较常见的，有尿常规、中段尿培养、24 小时尿等。患者往往会觉得留取尿液是件非常简单的事，其实还是有很多小细节需注意。

（1）避免大便、月经、阴道分泌物等其他物质混入尿液中，污染标本，出现假阳性，如阴道分泌物可使尿液出现白细胞等，类似尿路感染而误诊。

（2）尿液标本需在 2 小时内送检，以免出现细菌繁殖、蛋白变性等。

（3）若条件允许，建议留取晨尿（为早晨起床后第一次尿液）送检，因其为较浓缩标本，尿中有型成分相对较多且保存较好，可以对肾脏疾病早期发现。

（4）随机尿（即任意时间留取的尿液标本），留取较方便，然易受运动、饮食、药物等因素影响较多，可出现假性异常，例如与饮食相关的尿糖阳性，后服用药物后干扰；或对早期尿液异常漏检。必要时重复尿液检查。

（5）留取中段尿等培养时，需冲洗清洁外阴，弃去前段尿液，留取中间段尿液送检，减少标本污染；

（6）留取 24 小时尿，是指弃去第一天晨尿，收集之后至次日早晨全部尿液（包括次日晨尿）送检，注意留取 24 小时尿液的完整性，同时需至医院检验科领取清洁尿桶及防腐剂。

尿液标本采集看似是一件小事，然而正确的留取可确保检验结果的准确性，可避免误诊，又可为患者明确诊断争取时间。

（王伟铭）

46. 怎样收集 24 小时尿

因一天中尿液成分受饮食、饮水、运动、药物、尿量等多因素影响，为了减少外界因素影响，临床工作中往往需要留取 24 小时尿液送检，以检测尿蛋白定量、尿糖、尿肌酐、尿酸、尿电解质等。

当医生开具化验单后，患者需至检验科领取一个清洁尿桶（一般是有盖的塑料桶)，清洁桶内常规有防腐剂(常规温度大于 30℃ ，必须加入防腐剂)。患者将 24 小时尿液留取在尿桶中，即指弃去第一天晨起的第一次尿液，收集之后至次日清晨的全部尿液(包括次日晨起的第一尿液)至尿桶，后将尿桶全部带至检验科化验。临床工作中，可能会重复多次留取 24 小时尿送检，以减少外界因素对检验结果影响。

需注意以下几点。①必须保证所有尿液保留在尿桶中。②收集的尿液应放置在阴凉的地方，并盖好桶盖，防止细菌侵入繁殖。③留取的 24 小时尿液标本应及时送检。④需将尿桶带至检验科，而非取部分尿液送检。⑤在收集尿液期间，避免进行激烈活动，避免劳累，避免高蛋白饮食。⑥不可以多饮或少饮，24 小时尿总量对结果会有影响。⑦如自行准备容器，需干净，没有防腐剂，可将留取尿液的容器低温保存，尤其是气温较高的时候。⑧若是女患者月经来潮，应推迟至月经干净后留取。

（王伟铭）

47. 为何需要反复做尿液检查

临床上有些患者可能会遇到医生反复要求行尿液检查，往往有些患者会不理解，认为医生这是过度检查，其实不然。

(1) 尿液标本受饮食、药物、饮水量、尿量等许多因素影响，这些因素均会影响其化验结果，需反复行尿液检查及结合病史等，才能最终明确诊断，避免误诊、漏诊。例如有患者突然出现尿葡萄糖阳性而担心不已，可能与患者长期口服避孕药相关，停药后复查尿葡萄糖可消失；有些患者突然发现蛋白尿，可能和患者送检尿液前剧烈运动相关，需复查尿常规；有些患者发现尿白细胞，而无任何不适主诉，往往医生会建议患者复查尿常规，排除因标本污染出现尿蛋白。

(2) 尿液检查可能在肾脏疾病早期会出现"时阴时阳"可能，需反复检查明确。例如慢性肾炎患者留取随机尿可能未见明显异常，复查尿常规或留取晨尿(清晨的第一次小便，较浓缩尿液)送检，就发现了阳性异常指标，如蛋白尿、血尿等，这样可以早期发现、早期诊断。

(3) 对存在肾脏疾病患者，也需反复尿液检查。可排除非病理因素对尿液检查结果的影响，能更客观地评估肾脏疾病；可对肾脏疾病的某种治疗方案的效果进行前后比较评价等。

在临床中，反复尿液检查可避免误诊、漏诊，可早期发现疾病，可对疾病治疗疗效进行评估等，患者需配合。

（王伟铭）

48. 正常人尿液中有蛋白吗

　　正常情况下，肾脏就像一个漏斗，肾小球是漏斗口，肾小管是漏斗柄。肾小球可漏出小分子蛋白质到尿液中，其中 98%～99% 的蛋白质在肾小管又被重吸收回体内。剩余部分蛋白尿和肾小管自行分泌的少量蛋白尿一起排泄至尿液中。所以正常人尿液中确实含有微量蛋白质，通常是少量小分子蛋白，普通尿常规检测不出，最多不超过 150 毫克/日，此时认定尿蛋白阴性。若尿中蛋白尿增多，尿常规可以检出蛋白或 24 小时蛋白定量大于 150 毫克/日，称为蛋白尿。部分健康人群，虽无身体器官的病变，也可出现蛋白尿，如功能性蛋白尿及直立性蛋白尿等。

　　功能性蛋白尿是亦称为生理性蛋白尿，是一种轻度、一过性蛋白尿，一般 24 小时蛋白定量不超过 1 克/日。是一些身体健康，因身体受到刺激后产生的蛋白尿。多见于青壮年、精神紧张、强体力劳动后、剧烈运动、寒冷、疼痛、高蛋白饮食后出现蛋白尿，去除这些原因后蛋白尿可消失。直立性蛋白尿多是指起床活动或长时间站立行走后逐渐出现蛋白尿，平卧休息后尿蛋白消失，多见于瘦长体型的青年或成人。这些都是良性蛋白尿，并无实质性肾脏病变。但在临床上难于区别是本身肾脏病变还是功能性蛋白尿，因此还需要密切随访，定期检查尿蛋白。

　　总之，正常健康人群尿中都有蛋白。若尿蛋白增多至实验室检测范围，则称为蛋白尿，此次需先排除良性蛋白尿，后考虑是否存在肾脏病变。

（王伟铭）

49. 何谓生理性蛋白尿和假性蛋白尿

　　生理性蛋白尿是指泌尿系统本身无器质性病变，是人体内外环境影响变化而产生的蛋白尿。若消除影响因素，尿蛋白可自然消失。可分为功能性蛋白尿及直立性蛋白尿。功能性蛋白尿多见于机体剧烈运动、发热、低体温刺激、精神紧张、劳累后，引起肾血管痉挛或充血，肾小球毛细血管压差增大而出现蛋白尿（即肾脏就像一个筛网，可漏出小分子蛋白质至尿液中，上述这些情况下筛网未出现异常，而是通过筛网血液流速增加或压力增大，而使更多的蛋白漏出筛网）。这类尿蛋白通常 24 小时小于 1 克/日。直立性蛋白尿顾名思义就是因为体位变化出现蛋白尿，多见于瘦高体型青年或成人。常为清晨起床时尿中无蛋白尿，经过活动后蛋白尿明显增多，一般健康状况良好，多是由于直立后肾脏移位，使肾血循环暂时性受阻，或肾血供不足，影响肾脏细胞功能，平卧休息后，尿蛋白含量又可明显减少或消失。怎样判断自己是"生理性蛋白尿"还是"病理性蛋白尿"，方法很简单，经过休息几天后，去医院复查，若蛋白尿消失，就没什么问题；若仍有蛋白尿，则需考虑为疾病状态，需进一步就诊。

假性蛋白尿是由于送检的尿液标本中混入脓液、白带、月经、精液等污染尿液标本，而导致检测出尿蛋白阳性，此阳性尿蛋白为假阳性，尿中并非真正存在蛋白尿。临床上化验尿常规出现蛋白尿，无需过分紧张，若担心一定是肾炎，需先排除假性蛋白尿及生理性蛋白尿。

（王伟铭）

50. 尿糖高是糖尿病吗

若尿常规提示尿糖阳性或升高，不一定就是糖尿病，还有可能是肾脏出了问题，需警惕。尿糖升高提示尿中存在葡萄糖，正常生理情况下尿糖是阴性。肾脏是由肾小球和肾小管组成（肾小球好比漏斗，肾小球好比漏斗柄）。生理情况下，葡萄糖可漏出肾小球，而在肾小管处被全部回吸收。若糖尿病患者，血清中葡萄糖含量很高，当全部葡萄糖从肾脏筛网中漏出，而肾脏小管回收能力有限，无法回吸收所有漏出的葡萄糖，就有可能出现尿糖阳性，若积极控制血糖，则尿糖可减少或转阴性，部分患者高糖饮食后也会出现尿糖阳性，需排除。

还有部分尿糖阳性患者，是因为肾小管病变，导致尿糖重吸收障碍，虽血糖正常，然而尿糖阳性，即所谓的肾性糖尿。部分血糖正常，而尿糖阳性，因肾小管疾病，还可合并有低血钾，尿钙高，氨基酸尿，小管性蛋白尿以及肾功能不全等。引起肾小管病变原因也很多，自身免疫性疾病、药物、毒物、反复尿路感染以及遗传性肾脏疾病等都会引起肾小管病变，需进一步排除，明确疾病源头，对症处理。

所以在临床上发现尿糖阳性，首先排除糖尿病可能；若合并有蛋白尿及肾功能不全时，需考虑肾小管疾病。

（王伟铭）

51. 什么是隐血反应

尿隐血，是尿常规检查中的一项，是筛查血尿的常规检查。做尿液分析仪尿隐血试验时，隐血试带既可对完整的红细胞反应，又能测定游离的血红蛋白或肌红蛋白。

尿液分析仪隐血反应机制是：血红蛋白中亚铁血红素的过氧化物酶样活性可使过氧化物分解释放出新生态氧，后者氧化底物邻甲苯胺变成邻甲联苯胺发生由黄色→草绿色→深蓝色的颜色变化。

尿隐血阳性，只能说明尿中含有红细胞成分，但这不是真正从显微镜下见到的有形态的、完整红细胞，而是电脑检查出来的红细胞组成成分。正常人体内红细胞不断破坏，其成分都从尿排出，因此部分正常人尿液中亦会出现隐血阳性。

（牟　姗）

52. 血尿是怎么回事

正常人尿中可有少量(0～2个红细胞/高倍视野)或不含有红细胞，当尿液中含有较多的红细胞，称为血尿。仅在显微镜下才发现红细胞者称为镜下血尿(＞3个红细胞/高倍视野)，肉眼即能见红色或血样尿，甚至有血凝块者称为肉眼血尿，通常每升尿量含血量大于1毫升以上，肉眼可见血色。

血尿可以分为肾小球性和非肾小球性，前者因肾小球病变，红细胞通过病变的滤过膜时受到挤压、损伤，各段肾小管内渗透浓度的连续变化，及pH、介质、代谢产物的影响，造成尿中红细胞大小、形态、血红蛋白含量等发生变化。因此，变形红细胞血尿或以变形红细胞为主的混合性血尿，见于肾小球性血尿。而非肾小球性血尿中红细胞外形、大小正常或是外形轻微改变的棘细胞，故而是均一性血尿。

（牟　姗）

53. 如何留取尿红细胞检查样本

留取方法：新鲜晨尿或随机尿，取中段尿10毫升，装入清洁容器如尿杯等送检。新鲜尿液最好半小时内及时送检,搁置过久易致成分降解,影响尿沉渣结果。

注意事项:①避免进食偏酸的食物或饮料。尿 pH<5.5 时红细胞仅剩细胞膜呈圈状,即影红状态,致红细胞形态及来源很难辨别,可口服小苏打 3 天后留取。②女性经期前后 3 天尽量不要留取标本,男性应避免精液、前列腺液污染标本。

(牟　姗)

54. 为什么要用相差显微镜查尿

血尿是肾脏疾病的常见症状,但并非所有的血尿都由肾脏疾病引起的,这就需要对检出的血尿进行鉴别,以确定出血点。临床上,血尿主要由泌尿系统疾病引起,患者通过肉眼观察、体检得以发现。多数患者以为出现血尿都是比较严重的肾脏疾病,需要进一步做相关检查以确定诊断,如有创肾活检、病理学检查等,这会给患者带来心理上和经济上的双重压力。由于引起血尿的病因复杂多样,因此,临床医生首先应该对血尿进行鉴别,目前临床上普遍认为,通过尿液红细胞形态筛查可定位血尿来源,将血尿分为肾小球源性和非肾小球源性,然后结合其他检查结果及病情需要做进一步检查,以确定诊断。相差显微镜观察分析尿红细胞形态,初筛血尿的来源,有利于肾脏疾病初步鉴别诊断。尿相差显微镜检查标本留取方便,检查费用较低,对患者无损伤,可广泛应用于肾脏病的筛查,曾被学者评价为"无创肾活检"。

(牟　姗)

55. 肾脏病患者血常规查什么

血常规指标的综合分析有助于继发性肾脏病的诊断。如系统性红斑狼疮肾炎血常规常表现为血红蛋白下降,白细胞和血小板减少也较常见。此外,骨髓瘤性肾病患者 90% 以上会出现程度不一的贫血,多为正常细胞性贫血;白细胞总数正常或减少,血小板多数正常,有时可减少。

血常规主要包括红细胞、白细胞和血小板 3 个部分。某部分指标的异常也有助于肾脏疾病的诊断或治疗。对于红细胞而言,首先,慢性肾衰患者常伴有不同程度的贫血,多数患者为轻、中度贫血,血常规常表现为红细胞下降,血红蛋白下降。其次，维持性血液透析患者普遍存在轻度贫血，粒系细胞和血小板基本正常。此外，目前有研究提示早期糖尿病肾病患者血常规各项指标均低于正常人，其中红细胞、血红蛋白、红细胞比容、平均红细胞体积和平均红细胞血红蛋白浓度显著降低，故血常规检查可以提高糖尿病肾病患者的早期诊断水平。

对于白细胞而言，急性肾盂肾炎患者血常规常表现为白细胞升高，中性粒细胞增多。对于血小板而言，有创性操作如肾穿刺之前查血常规，若血小板过低，则禁忌肾穿刺。

（牟　姗）

56. 为什么血肌酐常常不能准确反映肾功能

很多肾脏病患者可出现血肌酐正常的情况，故血肌酐值并不能及时、精确地反映肾功能状况。原因如下。

首先，体内的肌酐主要是由肌肉产生，通过肾脏排泄。一般情况下，肌酐的生成量是恒定的，血肌酐水平的高低主要取决于肾脏排出肌酐的多少。每个正常人都有两个肾脏，肾脏具有强大的代偿能力，一般情况下仅一个正常肾脏就足以维持机体正常功能，因此血肌酐一旦升高，就意味着肾功能可能已丧失达50％，因此血肌酐并不能反映早期、轻度的肾功能下降。

其次，肌酐生成量与肌肉代谢程度和肌肉量关系密切。肌肉量大的人，肌酐生成量大；肌肉量小的人，肌酐生成量相对较少。同样的肌酐数值，关于青壮年来说可能表示肾功能完全正常，而对于一个长期卧床的瘦小老人，则可能已伴有较严重的肾功能衰退。性别、肌肉量和体重、年龄、种族等因素均可以影响肌酐的检测。目前临床上应用最为广泛的是根据血、尿肌酐值，综合性别、年龄、体重等计算内生肌酐清除率来代替肾小球滤过率，进一步反映肾功能水平。

（牟　姗）

57. 肾脏超声检查有什么意义

肾脏超声检查是经济实用的检查技术之一，可以十分快捷地判断肾脏的位置、大小、形态、内部结构，还能观察肾脏及其周围的各种病变，如肾下垂、肾先天性畸形、肾结石、肾静脉血栓，对肾肿瘤、感染性肾脏疾病、肾外伤、移植肾并发症等。尤其超声检查无痛苦、无创伤，不受肾脏功能的影响，检查迅速，可复性强，是比较理想的检查方法。

那么肾脏超声检查的主要作用有哪些呢？

（1）鉴别肾肿块是囊性还是实质性，肾囊肿及多囊肾超声诊断准确率100％，而且超声检查可发现 5 毫米以上的囊肿早于静脉尿路造影。

（2）肾盂积水：诊断符合率达 90％，肾盂积水如单侧见于输尿管狭窄、结石、肿瘤及同侧输尿管病变；双侧肾盂积水则为膀胱(神经源性膀胱)或尿道梗阻所致。

（3）对移植肾功能的评判：移植肾体积突然增大，表示有急性排异反应；移植后期血肌酐升高时，肾缩小表示肾萎缩。

（4）肾穿刺定位：选择合适的穿刺点及进针深度。

（5）肾结石诊断：假阳性率高，诊断仅供参考。

（6）肾肿瘤、肾结核的诊断：仅供参考，肾 B 超无异常发现，不能排除肾结核。

肾脏超声检查前一般不需要特别准备，但应注意检查前勿大量饮水，仰卧位，最好空腹，怀疑肾盂病变者，可于检查前饮水 500 毫升。一般来说，检查中不同的体位和探测途径相配合可取得较满意的声像图。

（丁　峰　吴胜斌）

58. 什么情况下会需要做放射性核素检查

下面再为大家介绍一种更直接反映肾功能的检查，现在很多医院可以通过放射性核素检查患者的肾小球滤过率(GFR)，但因为放射性核素有放射性，又让很多人望而却步，不敢采取这类检查手段。其实放射性核素检查肾小球滤过率是一种无创、简便、安全的检查方法。

那么放射性核素检查到底怎么做，对人体的损伤和放射性到底如何呢？

目前放射性核素 GFR 检查常选用的放射性核素是锝-99，其机制是锝-99是一种几乎全部被肾小球滤过而不被肾小管吸收和分泌的放射性物质，测定其清除率能准确反映 GFR。

在进行放射性核素检查前 3 天停服利尿剂、禁行静脉肾盂造影检查。检查前 30 分钟饮水 300～500 毫升，记录身高(厘米)、体重(千克)，并排空膀胱。

具体检查方法：先测量注射前满针 30 秒放射性计数。使患者取仰卧位，探头置于患者背部，探头视野包括双肾和膀胱，静脉"弹丸"式注射^{99m}Tc－DTPA 后即行双肾动态显像,血流相 1 帧/2 秒,采集 32 帧,功能相 1 帧/30 秒,采集 32 帧。采集完成后测量空针放射性计数 30 希。在电脑中输入患者的身高、体重、计算机自动生成双肾时间-放射性曲线,按 Gate's 法计算双肾 GFR。正常参考值:男性为 125±15 毫升/分,女性为 115±15 毫升/分。

此检查具有安全、简便、灵敏的优点,缺点是机体器官将接受一定的辐射剂量,价格较昂贵。锝-99 的半衰期是 6 个小时,其标记的 DTPA 会通过肾小球滤过,经尿道排出。显像时我们都能看到肾功能正常的肾影很快变淡,排泄非常快,所以对患者的辐射非常小,不必过分担心。

总之,放射性核素显像在肾功能评估中具有其他检查无法替代的优势。利用锝-99 测定 GFR 方法简便、安全、可靠,已被临床广为接受,且可以评估双肾的肾小球滤过功能,评估尿路排泄情况,从而避免单侧肾功能不全时对侧肾脏完全代偿而出现的 GFR 总水平正常情况。

(丁　峰　吴胜斌)

59. 肾功能异常患者如何选择检查项目

通过前面的介绍,想必大家都已经知道肾脏是人体重要的排泄器官,当肾脏发生功能障碍时,体内代谢产物不能正常排出,患者可能出现水、电解质以及酸碱值等不同程度的紊乱。检查肾功能的各项指标,可诊断是否存在肾脏疾病,疾病程度以及评估临床治疗效果和预后情况,并可决定下一步治疗时使用药物的剂量以及选择透析、手术等治疗方案。那么广大读者可能要问哪些检查可以发现肾功能异常呢?最常用的几项肾功能检查分别是什么,它的结果告诉我们什么呢?下面介绍几个最常见的肾功能检查项目。

(1)血清尿素氮:尿素氮几乎全部由蛋白质分解代谢而形成,主要经肾脏排泄。肾、胆等疾病如急慢性肾炎、肾动脉硬化、肾结核、肾肿瘤、严重肾盂肾炎等均可引起血清尿素氮增高。

正常人血清尿素氮一般在 5.36 毫摩/升(15 毫克/分升)以下,不超过 7.14 毫摩/升(20 毫克/分升)。如果尿素氮超过 8.9 毫摩/升(25 毫克/分升),临床上称为氮质血症,提示肾小球功能受损,如果超过 28.6 毫摩/升(80 毫克/分升),患者可出现各种尿毒症症状。

血清尿素氮的浓度受食物蛋白质的影响,因此必须空腹抽血。引起体内蛋白质分解代谢增强的疾病,如急性传染病、大面积烧伤、高热、甲状腺功能亢进等,也可使尿素氮增高。因此,仅以尿素氮评价肾功能损害程度还不准确,必须做血清肌酐检查。

（2）血清肌酐（Scr）：肌酐主要由肌肉代谢产生,极小部分来自食物。血清肌酐浓度实际上取决于肾排泄功能的好坏。健康男性血清肌酐值为 70～106 微摩/升（0.8～2 毫克/分升）,女性 53～80 微摩/升（0.6～0.9 毫克/分升）。根据血清肌酐浓度,可将肾功能损害分为：①轻度损害 132.6～221 微摩/升（1.5～2.5 毫克/分升）；②中度损害 229.8～397.8 微摩/升（2.6～4.5 毫克/分升）；③重度损害＞397.8 微摩/升。由于肾代偿能力很大,在肾脏病初期,血肌酐浓度一般不升高,只有当肾小球滤过能力下降一半或更多时,血肌酐浓度才见增高,所以其灵敏性较差。一旦出现肌酐增高,常提示预后严重。

另外,血清肌酐和尿素氮正常值并不随年龄改变,并且由于老年人其体内的脂肪增加,肌肉减少,蛋白质分解减少,尿素氮、肌酐亦随之减少,所以当老年人尿素氮或肌酐增高时,说明肾脏损害已比较明显,应进一步检查发病原因。

（3）尿蛋白：正常人 24 小时尿蛋白的范围≤0.15 克,常规化验检测为阴性。如检测尿蛋白＞150 毫克/天,即尿蛋白阳性时,说明人体排出的尿蛋白量明显增多,属于异常尿蛋白。尿蛋白持续阳性,往往代表肾脏发生了病变,故临床可依据尿蛋白阳性的多少来判定肾脏病损伤的程度以及肾脏病治疗的效果。因此,出现异常尿蛋白,一定要有效控制并消除,防止病情恶化进展。

（4）内生肌酐清除率（Ccr）：可反映肾小球滤过功能和粗略估计有效肾单位的数量,故为测定肾损害的定量试验。因其操作方法简便,干扰因素较少,敏感性较高,为 21 世纪临床常用的较好的肾功能试验之一。内生肌酐清除率计算过程中应注意肌酐的单位,女性按计算结果×0.85,正常成人为 80～120 毫升/分。

内生肌酐清除率公式为：Ccr＝（140－年龄）×体重（千克）/[72×Scr（毫克/分升）]或 Ccr＝[（140－年龄）×体重（千克）]/[0.818×Scr（微摩/升）]。

（5）放射性核素显像测定 GFR：现在的肾脏放射性核素检查一般是肾动态显像。肾动态显像是评价肾实质功能非常灵敏、简便、无创的检查方法。特别是肾功能指标 GFR（肾小球滤过率）,可以评价肾功能损害程度。

（丁　峰　吴胜斌）

60. 什么是肾活检？　肾活检有何意义

小王刚参加工作两年,今年单位全体职工体检,拿到体检报告结果：尿蛋白

"＋＋"、尿红细胞"＋＋",建议前往医院肾脏科进一步检查。当即前往某知名三甲医院肾脏科就诊,复查尿常规检查,尿蛋白"＋＋＋"、尿红细胞"＋＋",医生当即就建议他住院做"肾活检"检查明确诊断。什么是"肾活检"? 对于学工科出身的小王,医学知识相当匮乏,平时身体健康的他一听到"活检"吓得腿都发软。在医生的一番耐心解释下他终于明白了什么是"肾活检"。

肾活检,又称"肾穿刺",全称"经皮肾穿刺活检术"。肾脏是人体的重要器官,结构复杂,担负多种功能,但是肾脏疾病的临床表现大同小异,蛋白尿、血尿、浮肿、肾功能不全是临床常见的症状。导致肾脏损害的病因复杂多样,对于不同病因的肾脏疾病的治疗又完全不同,为了明确患者的病因,通过穿刺的手段取到一小段肾组织的标本,经过病理检查最后明确诊断。因此,肾活检是必不可少的检查手段,通过肾穿刺活检,可帮助临床医师制订正确的诊疗计划。目前,肾脏病理检查结果已经成为肾脏疾病诊断的金指标。

概括起来,肾活检的临床意义主要有以下几点。

(1) 明确诊断:通过肾穿刺活检术可以使超过 1/3 患者的临床诊断得到修正。

(2) 指导治疗:通过肾穿刺活检术可以使将近 1/3 患者的临床治疗方案得到修改。

(3) 估计预后:通过肾穿刺活检术可以更为准确的评价肾脏病患者的预后。

另外,有时为了了解治疗的效果或了解病理进展情况(如狼疮性肾炎)还需要进行重复肾脏病理检查。

许多患者对于穿刺都比较紧张,其实目前的穿刺技术是非常成熟的,在有资质的医生的操作下,掌握严格的指征,可以保证手术安全顺利地进行。

在穿刺前医务人员会明确适应证,向患者及家属解释肾活检的必要性及安全性,简要说明操作过程,消除其顾虑,争取最佳配合,书面签字同意。同时详问病史,特别注意出血病史,了解患者全身情况,心肺功能、肾功能、B 超测定双肾大小、位置及活动度,积极有效控制高血压,完善实验室检查尤其是出凝血指标。女性患者尽量避开月经期。

目前主要在 B 超定位引导下穿刺,临床采用负压吸引穿刺法或 Tru-Cut 活检针穿刺法两种技术。手术创伤小,肾活检术后卧床 24 小时注意观察生命体征变化,术后三周内禁止剧烈运动或重体力劳动。

听完这番解释,小王终于心定了,当即决定入院检查。

(丁　峰　吴胜斌)

61. 肾活检有哪些禁忌证

这个问题，换一种问法，其实就是：什么样的患者不能做肾活检呢？肾活检是一种创伤性检查，选择肾活检病例时不但需掌握好适应证，还要认真排除禁忌证，下面让我们一起来看看肾活检有哪些禁忌证。

（1）绝对禁忌证：①有明显出血倾向。②不配合操作者。③固缩肾、小肾和孤立肾。④肾脏血管瘤、海绵肾或多囊肾。所谓的绝对禁忌证就是一旦患者合并上述情况，从医学角度上是绝对不允许做肾活检，如果违反医疗常规去做很有可能给患者带来巨大的伤害。

（2）相对禁忌证：①活动性肾盂肾炎。②肾脏异位或游走。③未控制的严重高血压。④过度肥胖。⑤高度腹水。⑥其他：剧烈性咳嗽、腹痛及腹泻。严重贫血、心功能不全、怀孕或高龄。

如果患者存在以上相对禁忌证，医生应该仔细判断穿刺带来的风险和获益，对于可以纠正的情况及时处理，如控制血压、抗感染等，待病情稳定后再次行肾活检。

（丁　峰　吴胜斌）

62. 肾活检有危险吗？　有哪些并发症

肾活检只是一种微创针穿刺术，不需要开刀，整个穿刺过程又看得见（有 B 超影像引导），取得的肾组织很少，肾脏自身的止血及修复功能很强，因此肾穿刺一般是很安全的，不必过分担心。一般卧床休息 24 小时后就可以下地走动了。

肾穿刺一般也没有后遗症，但可见到以下并发症。

（1）血尿：多数人会有显微镜下血尿，持续 1～5 天可自行消失。2%～12% 的人会有肉眼血尿，绝大多数 3 天内会消失，少数人可持续 1 周左右，仅有少数人可能需要输血及外科手术止血。

（2）肾周血肿：少数人会有肾包膜下的小血肿，一般没什么不舒服，不需要特殊处理，1 个月左右会完全吸收消散。个别人出血较多、会有较大的肾周血肿，这时会有同侧的腰肋部疼痛，可伴有腹胀、恶心及呕吐，经过止痛止血等处理后会痊愈的，只有极少数需要输血、手术止血甚至肾切除止血。

（3）动静脉瘘：穿刺术后肉眼血尿不止，如出血较多需要手术处理。

（4）误伤其他器官：肝、肠等。

需要强调的是，肾穿刺引起严重出血需要肾切除及误伤其他器官的机会很少！我们开展肾穿刺三十多年来尚未见到过需要肾脏手术的并发症。在有资质的医院中，做肾穿刺的医生是要接受严格的培训和反复操练的，老中青医生传帮带，到这些医生积累了丰富经验、技术熟练后，才能单独操作。有资质的医院、有经验的医生会严格执行操作规程，将各种危险因素降到最低。

（丁　峰　吴胜斌）

63. 肾活检一定需要住院吗

肾活检是指利用特殊的穿刺针，在影像学（最常见为超声）的辅助下，从肾脏获取少量肾组织进行病理学检测。肾活检对于明确诊断及指导治疗具有不可替代的重要作用。但肾活检是一项有创性的检查，存在着穿刺后出血、感染等风险。不过随着医疗技术发展，在完善的术前检查和规范的院内操作监测流程下，肾活检后的风险已经降至极低。

在肾活检前，需要对患者的血常规、肾功能、出凝血功能进行检测，并进行肾脏 B 超检查肾脏的位置、大小。从而对活检的安全性进行系统的评估。同时，还需对患者进行体位训练、屏气训练及平卧状态下大小便的训练，以使患者更好地配合操作过程。在肾活检后，患者需要卧床 24 小时。期间，医生会密切观察患者有无出血、腹痛、腰痛等症状，定期检测其生命体征及观察肾穿后的尿液颜色，判断有无并发症的产生。必要时可以及时地应用止血药物等相关治疗手段。而这些均需在住院条件下才得以顺利进行。因此，住院对于肾活检是十分必要的。

（薛　骏）

64. 预约做肾活检却突然来了月经，有影响吗

女性患者月经期间凝血功能差，肾活检中出血风险增加。且月经期间女性患者抵抗力较弱，感染风险也会增加。

肾活检后的尿液颜色及腰腹部的疼痛表现对于判断并发症具有重要意义。如果尿液颜色较深，混有血块。或者腰背部持续剧烈疼痛，提示肾脏损伤较大，需要紧急进一步治疗。而月经期间经血与肾活检后的血尿无法区分。且部分患

者痛经症状与肾活检后腰腹部疼痛相互混淆，会对肾活检后病情的判断造成较大干扰。

因此，女性患者应避免在月经期行肾活检检查。女性患者在与医生预约肾活检时间时，应尽量避开相关时间。如果已经预约住院，突然来了月经，应及时告知医生。

（薛　骏）

65. 慢性肾脏病可以治愈吗

慢性肾脏病是危害人们健康的重要疾病，是多种病因引起的肾脏结构和功能的慢性损害。慢性肾小球肾炎、糖尿病、高血压、自身免疫性疾病、病毒感染、肿瘤侵犯肾脏、代谢和药物损伤、先天遗传性疾病等，都会引起慢性肾脏病。其病程虽缓慢，但具有进行性发展趋势，如果不能及时有效诊治，最终将发展为终末期肾病。

这些疾病的特点是发病较隐匿，较难完全治愈，但能得到有效的控制。不是说患了慢性肾脏病，就不可避免地发展为尿毒症。早期对慢性肾脏病进行干预控制，阻止其恶化进展是完全可以做到的。积极完善地配合检查，按照医生制订的治疗方案进行规范治疗，定期随访，防止感染，慎用肾毒性药物，避免接触各种有毒有害物质。另外，不仅要对已有的慢性肾脏病的危险因素，如高血压、糖尿病、蛋白尿、高尿酸血症等进行及时有效地治疗；而且对慢性肾脏病中晚期阶段患者全身各个系统的严重并发症，尤其是心脑血管并发症进行防治，从而降低患者的病死率，达到提高慢性肾脏病患者长期存活率的目的。经过患者与医生的共同努力，许多患者的疾病得到了有效控制，而且随着目前肾脏替代治疗的日益成熟（包括血液透析、腹膜透析及肾移植），更有助于终末期肾病的患者延长生命并且保持了较高的生活质量。

（任　红）

—— 专家简介 ——

任　红

任红，主任医师、副教授、硕士生导师，上海交通大学医学院附属瑞金医院肾内科行政副主任、内科教研室副主任。上海市医学会肾脏病专科分会委员，上海市医学会感染与化疗专科分会秘书长。

目前作为主要负责人和参与人，承担两项国家自然基金面上项目，参与科技部"973"项目以及上海市科委、教委等科研课题工作。

66. 目前慢性肾脏病有哪些治疗方法

目前，慢性肾脏病的主要治疗方法有以下几项。

（1）积极治疗原发病：积极针对慢性肾脏病的病因进行治疗，如慢性肾小球肾炎所致的慢性肾脏病应尽可能根据病理类型给予有效治疗，特别是有大量蛋白尿的患者，应积极配合治疗，并在治疗过程中注意各种药物的副作用。

（2）积极控制高血压：血压通常应控制在 130/80 毫米汞柱左右。血压如没有得到很好的控制，肾功能受损进程就会较快。

（3）控制血糖：对于有糖尿病的患者，应配合医生尽量控制好血糖，防止各种糖尿病并发症。

（4）防治各种呼吸道、泌尿道、胃肠道等感染，一旦发生感染，应予积极有效治疗。

（5）慎用各种肾毒性药物，避免有毒有害物质的接触。积极治疗各种慢性肾脏病的合并症和并发症，如肾性贫血、高尿酸血症、肾性骨病。

（6）纠正各种电解质紊乱和酸中毒。

（7）保持健康的生活方式，劳逸结合，注意休息，适当的体力活动，戒烟酒。

（8）合理饮食：对于血压控制不佳、严重浮肿和心功能不全的患者，应予以低盐饮食；对于中重度肾功能不全患者应予以优质低蛋白饮食；对于严重肾功能不全患者，注意避免高钾和含磷高的食物。

（9）定期肾脏专科门诊随访，进行必要的化验检查和药物调整。

（任　红）

67. 出现血尿如何应对

血尿分为肉眼血尿和镜下血尿。首先需明确血尿原因，需在肾脏内科和泌尿外科专科就诊，行尿常规、清洁中段尿细菌培养、尿相差显微镜、泌尿系统 B 超和 CT、肾血管 B 超等检查，此外需排除假性血尿。肉眼血尿症状明显，肯定会治疗。单纯性镜下血尿多数在体检时发现，诊断有时会比较困难，若没有合并蛋白尿、肾功能异常、B 超泌尿系统异常，通常可以定期随访，无需用药治疗。如为慢性尿路感染引发的血尿，需要定期随访并行清洁中段尿检查，如存在真菌尿，需治疗。

（庄守纲）

—— 专家简介 ——

庄守纲

庄守纲，医学博士，同济大学及美国布朗大学教授，上海市"千人计划"特聘专家、博士生导师，同济大学附属东方医院肾内科主任。

擅长急、慢性肾脏疾病的诊断及治疗，尤其擅长血液透析各种并发症的处理。研究方向：急性肾损伤/慢性肾脏纤维化的机制和干预。

68. 痛风需要终身治疗吗

痛风为嘌呤代谢紊乱和/或尿酸排泄障碍所致血尿酸增高的一组异质性疾病，主要表现为高尿酸血症及痛风性关节炎。痛风的急性发作期应尽早使用秋水仙碱或非甾体类消炎镇痛药，直到炎症完全消退。过早停药或进行关节活动可导致复发。对痛风发作间歇期需使用排除尿酸药或抑制尿酸生成药，使血尿酸维持在正常范围，预防急性期的发作及防止痛风石的形成。另外，需要定期监测血尿酸水平，根据检查结果调整用药剂量或停药。

（何立群）

69. 肾脏病合并高血压患者如何降压

高血压可以出现在急、慢性肾炎及肾病综合征、肾血管病变等多种肾脏疾病过程中，随着病情的发展，伴有高血压的比例愈高。肾脏病合并高血压患者在治疗时，要注意保持血压的稳定，这一点非常重要，因为血压忽高忽低对肾脏功能更为不利。降压的目标值应根据年龄、重要器官供血损害程度、肾功能水平而定。持续的高血压固然带来靶器官的损害，但血压过低或血压波动过大也容易造成脑血栓、肾功能不全加重、降低生活质量等。平素需注意监测血压变化情况，以便及时调整降压药的剂量。饮食起居方面，应注意低盐、低脂、适量的蛋白质和热能食物，避免饮用浓茶，作息规律，保证充足的睡眠。

（何立群）

70. 有高血压肾损害，可采用哪些降压药

原发性高血压引起的良性小动脉肾硬化和恶性小动脉肾硬化，并伴有蛋白尿或血肌酐升高等一系列临床表现，即为高血压肾损害。高血压肾损害患者用药原则是足量和长期（数年）应用。先由小剂量开始，逐渐增加用量。通常应选用能明显降低肾血管阻力和不损害肾功能的降压药，如血管紧张素转换酶抑制剂、血管紧张素Ⅱ受体阻滞剂、钙通道阻滞剂、β受体阻滞剂、利尿剂等。

（何立群）

71. 降压药会导致肾功能衰竭吗

目前临床上常用的降压药主要包括血管紧张素转换酶抑制剂（ACEI）、血管紧张素Ⅱ受体阻滞剂（ARB）、钙通道阻滞剂（CCB）、β受体阻滞剂、利尿剂等。大量循证医学证据表明，ACEI 和 ARB 类药物可降低高血压患者的心脑血管事件发生率，并改善肾小球内高灌注从而减少尿蛋白排泄。当肌酐＞265 毫摩/升时，一般不主张应用这两类药物治疗。某些 CCB 类药物如硝苯地平等，可增加肾小球内压而可能加重肾损害，故在肾功能不全患者中应避免使用。阿替洛尔主要通过肾脏排泄的药物，在肾功能不全患者中应调整剂量或避免使用。因此，应注意有效药物的联合应用从而减少药物对肾功能的损害。

（何立群）

72. 肾脏病患者需要积极控制血糖吗

肾脏病患者需要积极控制血糖并严密监测血糖变化情况。高血糖引起的肾脏损害主要有以下四种机制。①葡萄糖的直接损伤作用。②高血糖引起的肾血流动力学异常。③高糖引起的反应性氧簇（ROS）产生增加。④高糖状态导致生长因子分泌增加。因此，肾脏病患者若不积极控制血糖，在原有肾脏损害的基础上，高糖环境累及肾小动脉，产生微循环障碍，使得肾脏缺血缺氧、内皮细胞受损，从而加重肾脏病的发生、发展。

（何立群）

73. 糖尿病肾病的治疗方法有哪些

积极采取有效的治疗措施,对于延缓和防止糖尿病肾病的发生、发展,具有非常重要的意义。

(1) 饮食治疗:糖尿病肾病患者在饮食中应严格控制蛋白质的摄入,尽量食用动物蛋白,注意低脂饮食,减少动物内脏摄入,少食坚果。

(2) 控制血糖:糖尿病肾病患者的降糖药物,应根据肾功能个体化选择降糖药。对于轻、中度糖尿病肾病患者可选用格列奈类或者格列喹酮,重度患者则需胰岛素治疗,还可选用噻唑烷二酮药物,因其具有降糖和肾保护作用,可达到降低 2 型糖尿病肾病的尿白蛋白排泄率的效果。糖尿病肾病的治疗目标:空腹血糖≤6.7 毫摩/升,老年人血糖控制目标推荐空腹血糖 6.0～7.0 毫摩/升,餐后 2 小时血糖 8～10 毫摩/升,糖化血红蛋白 7.0% 左右。

(3) 控制血压:严格的血压控制对预防 2 型糖尿病患者发生糖尿病肾病的进展及其他并发症具有重要意义。ACEI 和血管紧张素 Ⅱ 受体拮抗剂具有控制糖尿病肾病患者高血压、减少蛋白尿、延缓肾功能损害的作用,目前成为控制糖尿病高血压的首选药。在用药的过程中注意检测肾功能和血钾,血压应控制在≤130/80 毫米汞柱。

(4) 控制血脂:高脂血症在糖尿病患者中很常见,是随肾功能不全发生而增加的一种趋势。由于糖尿病被认为是冠状动脉性心脏病的等危症,血脂水平的上升也会促进糖尿病肾病肾小球硬化的发生,因此积极的降脂治疗可减缓糖尿病肾病的进展速度。

总之,治疗糖尿病肾病最重要的方式是膳食蛋白限制、严格的血糖和血压控制、积极的降脂治疗。

(黄洁丽　余　晨)

—— 专家简介 ——

余　晨

余晨,教授、主任医师、博士生导师、留美博士后,同济大学附属同济医院肾脏内科主任。

中国生理学会肾脏生理专业委员会委员,上海市医师协会肾脏内科医师分会委员兼秘书,上海市医学会肾脏病专科分会委员,上海市中西医结合学会肾脏病专业委员会委员,华东区肾脏病协作委员会委员,上海市血液透析质量控制中心专家委员会委员,上海市肾脏病临床质量控制中心专家委员会委员。

74. 糖尿病肾病终末期如何选择透析方式

常见的透析方式有血液透析(HD)和腹膜透析(PD)。HD 是以血液透析机、人工膜为基础的血液净化方式;PD 是以人体腹膜为半透膜的透析方法。而糖尿病肾病终末期患者该选择何种透析方式呢? 众所周知,终末期肾病透析方式的选择需要依据患者的疾病情况、各种透析方式的并发症、患者的经济情况等多种因素进行综合评估决定,而糖尿病肾病终末期也不例外。

准备透析时首先需要建立透析通路。糖尿病肾病患者血管条件较差,建立血管通路困难,对于合并各种末梢血管疾病的糖尿病肾病患者,无法建立动静脉内瘘或是容易闭塞,无法长期使用。PD 不存在血管通路的问题,而且 PD 不需要抗凝,出血风险较低,但是 PD 容易出现腹膜炎、导管相关并发症等,使得 PD 难以继续下去。

与 HD 相比,PD 对残余肾功能的保护作用较好,而残余肾功能是终末期肾病患者死亡率和生存质量的重要影响因素;PD 利用自身的腹膜作为半透膜,其生物相容性更优;PD 是持续缓慢进行的,因而其血流动力学相对稳定,对心功能的影响较小。HD 可使得胰岛素抵抗得到改善,有助于血糖控制,而 PD 使用含糖腹透液,加重了糖尿病的远期并发症。在透析最初几年,PD 患者生存获益较 HD 大,但随时间推移此获益丧失。

总之,对于所有糖尿病肾病终末期患者,透析方式选择不能一概而论,而应当个体化,以达到更高的生存率和生活质量。

(崔春黎　陈　越)

—— 专家简介 ——

崔春黎

崔春黎,同济大学附属同济医院肾脏内科主任医师。

擅长腹膜透析治疗及各种并发症处理,原发性肾小球疾病、急性肾损伤、难治性尿路感染等病的诊治。在腹膜透析及难治性肾病综合征方面具有丰富的临床经验,目前已有超过 300 例的腹膜透析置管手术经验。

75. 慢性肾脏病患者血脂高，是否需要治疗

血脂水平异常是慢性肾脏病(CKD)患者常见的并发症之一，其在各期慢性肾脏病中均可发生，主要表现为高胆固醇血症和高三酰甘油血症。其中 20%～30% 的慢性肾脏病患者血清胆固醇水平大于 6.2 毫摩/升，10%～45% 的患者血清低密度脂蛋白胆固醇水平大于 3.4 毫摩/升，40%～50% 的患者空腹血清三酰甘油水平高于 2.26 毫摩/升。

对一般人群而言，总胆固醇及低密度脂蛋白胆固醇水平高是心脑血管疾病的明确危险因素。目前虽然对于高脂血症和肾脏疾病病情进展以及预后关系的结论不一致，但排除营养不良及慢性炎症的状态下，对无需透析的 CKD 患者应用他汀类药物治疗可以明显减少心血管事件发生。对于年龄大于 50 岁、肾小球滤过率(GFR)低于 45 毫升/(分·1.73 米^2)未透析的慢性肾脏病患者，无论是否有其他心血管危险因素，与非肾脏病患者群相比具有更高的心血管风险，因此需要应用他汀类药物降脂治疗。而更年轻或 GFR 大于 45 毫升/(分·1.73 米^2)的慢性肾脏病患者，则需要结合心脑血管疾病的危险因素(如吸烟、糖尿病、高血压和蛋白尿)以及符合以下条件：确诊冠心病、糖尿病、既往脑卒中、冠状动脉疾病或非致死心梗 10 年发生率大于 10%，需要进行他汀类药物治疗。

对于高三酰甘油血症患者，改善全球肾脏病预后组织(KDIGO)建议空腹三酰甘油水平大于 500 毫克/分升(5.65 毫摩/升)的患者可采用改变生活方式的治疗方法，这种生活方式改变包括膳食调整、减轻体重、增强体力活动、减少酒精摄入，如果存在高血糖则还应对其进行治疗。

(张　昆　蒋晓峰)

—— 专家简介 ——

蒋晓峰

蒋晓峰，同济大学附属同济医院肾脏内科主任医师、副教授，上海市医疗事故鉴定专家库专家，上海市医学会风湿病专科分会委员。

擅长诊治原发性肾小球疾病、风湿病及继发性肾小球疾病(类风湿关节炎、系统性红斑狼疮)、高尿酸血症、痛风。主要研究方向：急性肾功能衰竭的早期防治。

76. 血钾升高怎么办

人体血液中钾离子浓度超过 5.5 毫摩/升诊断为高钾血症。出现高血钾主要有以下三类原因：钾摄入增多、钾排出减少、钾在体内分布失调(从细胞内转移到血浆里)。慢性肾脏病中晚期患者由于肾小球滤过率下降及肾小管分泌钾离子障碍,使钾排出减少是最常见、最重要原因;代谢性酸中毒、肾素和醛固酮分泌减少、肾小管泵($Na^+ - K^+ - ATP$ 酶)活性增强,钾离子回吸收增多,也会加重甚至出现持续性高血钾;另外,摄入含钾量高的食物、应用一些药物(如保钾利尿剂、血管紧张素转换酶抑制剂或血管紧张素 II 受体阻滞剂类降压药物)也引起会高血钾。

高血钾主要危害是心脏毒性作用,可出现心律失常,心电图可呈 T 波高尖、QT 间期延长等。严重时可出现致命性室性心律失常(如室速和室颤)。

出现高血钾了怎么办呢? 首先,要寻找引起高血钾的原发病和诱因,若是摄入过多导致高血钾,则应尽量减少食物中钾摄入,避免高钾食物(如香蕉、橙子、橘子、香瓜、哈密瓜、枇杷、菠菜、菌菇类、山药、海产品以及坚果类、水果干等);另外,低钠盐含钾量高应避免使用。若与药物应用有关,则应立即停用相关药物。其次,降血钾药物应用,需要根据血钾升高程度来决定,若轻度血钾升高,可口服排钾利尿剂(如呋塞米)和降钾树脂等;若重度高钾血症,心电图检查有异常时,需要静脉注射钙剂以拮抗高血钾心脏毒性;对伴有代谢性酸中毒者,需静脉或口服给予碳酸氢钠纠正;同时给予静脉排钾利尿剂、静脉滴注高糖加胰岛素等。高血钾患者若药物治疗无效,可行血液透析治疗。

(占雅萍　张伟明)

── 专家简介 ──

张伟明

张伟明,主任医师、教授、硕士生导师,上海交通大学医学院附属仁济医院肾脏科副主任、南院肾脏科执行主任。上海市医学会肾脏病专科分会委员、血液透析学组副组长,上海市医师协会肾脏内科医师分会委员,上海市预防医学会消毒专业委员会委员,上海市医疗服务标准化技术委员会委员。

擅长诊治各种原发性、继发性肾小球疾病及疑难肾脏疾病。致力于血液净化的理论和实践的研究,专长于急慢性肾功能衰竭诊治、慢性肾功能衰竭透析并发症防治,在血液净化治疗和管理方面具有丰富的理论及实践经验。

77. 怎样才能纠正代谢性酸中毒

肾脏是人体调节酸碱平衡的主要器官之一，主要通过重吸收碳酸氢盐和排泄酸性物质来完成。代谢性酸中毒是最常见的一种酸碱平衡紊乱，主要原因包括：①肾脏排酸保碱功能障碍，常见于急、慢性肾功能衰竭，肾小管酸中毒等疾病；②内源性固定酸产生过多，如糖尿病酮症酸中毒、乳酸酸中毒；③碳酸氢盐直接丢失过多（严重腹泻等）；④其他如外源性固定酸摄入过多。

发生代谢性酸中毒时人体会有哪些表现呢？轻度时患者症状常不明显；中度以上患者可出现呼吸加深加快，称为"库斯莫尔呼吸"，并可伴有食欲不振、恶心、呕吐、乏力等；严重者可出现神志障碍，甚至昏迷、心律失常、心力衰竭、血压下降，严重时可危及生命。

怎样才能纠正代谢性酸中毒？首先，应积极治疗原发疾病，去除引起代谢性酸中毒的病因是治疗关键。其次，碱性药物的应用，应首选碳酸氢钠。通常补碱量宜小不宜大，主张在血气监护下分次补碱。在纠正代谢性酸中毒的同时，要注意纠正电解质紊乱；对肾功能不全并发代谢性酸中毒患者，即使很轻也应纠正，非透析患者可给予口服碳酸氢钠，透析患者需定期检测血碳酸氢盐浓度，根据检测结果调整治疗。对于肾功能不全并发代谢性酸中毒患者，如果药物治疗无效，且存在容量负荷过度，可行血液透析治疗。

（占雅萍　张伟明）

78. 慢性肾脏病患者应用利尿剂时要注意什么

利尿剂在慢性肾脏病患者中的临床应用十分广泛，是治疗高血压、肾小球肾炎、肾病综合征、肾功能不全等疾病常用药物。由于利尿剂品种很多，化学结构、药代动力学、临床药理作用机制各不相同，对于不同肾脏疾病临床应用也有很大差异，故应根据不同疾病调整利尿剂使用方案，实现个体化用药。

慢性肾脏病患者常用的利尿剂主要有袢利尿剂[代表药物为呋塞米，当肾小球滤过率<30 毫升/(分·1.73 米²)时仍有效]、噻嗪类利尿剂[代表药物为氢氯噻嗪，当每分钟肾小球滤过率<30 毫升/(分·1.73 米²)时无效]、保钾利尿剂(代表药物为螺内酯)等。除以上三类利尿剂之外，渗透性利尿剂因有潜在的肾

小管毒性,在慢性肾脏病患者中应用较少。

利尿剂常见副作用有：血容量减少；电解质紊乱如低钾血症、高钾血症、低钠血症、低镁血症、低氯血症；酸碱平衡失调；高尿酸血症；耳毒性；肾结石和肾钙沉积,等等。

肾脏病患者如何预防利尿剂不良反应？首先要明确使用利尿剂的目的,以及有无使用指征,对特发性水肿者不应随意使用保钾利尿剂。对确实有使用利尿剂指征患者,需根据患者肾功能情况选择利尿剂,且在应用利尿剂后予以饮食指导,如适当限制水钠摄入。使用利尿剂期间,严格控制利尿剂用量与疗程,密切观察患者血压、尿量、体重变化。对使用一种利尿剂效果不佳的患者,除适当调整用药剂量外,可联合应用多种利尿剂。

（鲁嘉越　张伟明）

79. 慢性肾脏病患者用药要注意哪些方面的问题

临床用药不可避免,但是对一个慢性肾脏病患者来说,用药时一定要注意自己的肾功能水平。不同肾功能水平对药物排泄能力不同,肾功能不全患者即使应用普通剂量药物也会因体内药物蓄积带来不良反应,慢性肾脏病患者用药时往往需要根据肾小球滤过率调整用药剂量或给药时间。因此,慢性肾脏病患者应了解自己的肾小球滤过率(GFR),并在就诊和配药时告诉医生和药师,确保选择对肾脏影响最小的药物,并决定药物治疗方案。

慢性肾脏病患者用药时,还要注意避免使用肾毒性药物。常见的肾毒性药物有氨基糖苷类抗生素、非甾体类消炎镇痛药(NSAIDs)、造影剂、肿瘤化疗药等,另外还有含有木通的中成药等。慢性肾脏病患者用药一定要遵循医嘱,慎重服药,切忌滥用药物、服偏方。

慢性肾脏病患者在使用非处方药物时更需慎重。如不少复方药剂(如复方退热药、复方止痛药、复方助眠药)都可能含有 NSAIDs 成分,会减少肾脏有效血流而损伤肾功能,重者可导致急性肾损伤(AKI)。因此,慢性肾脏病患者在使用一些非处方复方药剂前要弄清是否含有 NSAIDs,应在肾脏专科医生或药师指导下选择使用。

总的来说,慢性肾脏病患者,尤其是老年和幼儿,或伴有糖尿病、肝病、脱水状态,这些都是易发生药物损伤的高危人群,这些慢性肾脏病患者用药前要做好充分评估,要在医生指导下用药,了解相关药物的风险,严密监测肾功能变化,必要时给予水化等预防措施，确保药物对肾脏影响最小。

（刘　上　张伟明）

80. 应用糖皮质激素或其他免疫抑制剂时需注意什么

（1）服用糖皮质激素时，应注意以下注意事项。

1）遵医嘱服药：严格按照医嘱服药，切勿自行增减药量或停药，以免出现停药反应或反跳现象使原发病复发或加重，严重者可出现肾上腺皮质危象而危及生命。

2）把握服药时间：一般采用全天量顿服；维持用药期间两天量隔天 1 次顿服。早晨为激素的最佳服药时间，早餐后服药可减轻胃部不适。

3）根据病情需要选择合适的食物，如肾病综合征一般为低盐、低脂、优质蛋白、高热量、高纤维素饮食。

4）避免劳累，可适当运动。注意保暖，保持室内空气流通，尽量减少探访人次，做好个人卫生，避免感染。如出现咳嗽、咳痰，皮肤红肿，尿频、尿急、尿痛，发热等及时就诊。

5）定期门诊随访，复查尿常规、血糖、肾功能、血常规等。

（2）服用免疫抑制剂的时，应注意以下事项。

1）严格按照医生制订的治疗方案服药，不可自行停药或增减药物的剂量。如外出应将药物随时携带，以免漏服。避免使用其他未经医生同意的药物或偏方、保健品等。

2）定期复查肝肾功能、电解质及血常规等，监测免疫功能，避免免疫功能极度低下。

3）不同个体对有些药物的代谢差异很大，血药浓度过低达不到治疗效果，浓度过高易出现各种不良反应，因此需要定期检测血药浓度，根据结果调整药物剂量。

4）养成规律的生活习惯，劳逸结合，适当锻炼，保持愉快心情，做好疾病自我管理，如学会测量体温、体重、血压等，并做好记录。外出戴好口罩，减少感染的机会。一旦有不适症状时应及时就诊。

（张军力）

—— 专家简介 ——
张军力

张军力，主任医师，解放军第八五医院肾脏科主任。上海市医学会肾脏病专科分会委员，上海市中西医结合学会肾脏病专业委员会委员，上海市血液净化质量控制专家组督导。

擅长慢性肾脏病的防治，对肾小球肾炎、肾病综合征、尿路感染、肾小管疾病、间质性肾炎、肾功能不全、尿毒症、红斑狼疮、糖尿病肾病、高血压肾损害的诊治，尤其对终末期肾病血管通路的建立，以及血液透析、血液过滤、血浆置换、免疫吸附等各种现代血液净化技术有很高的造诣。

81. 糖尿病肾病大量蛋白尿应该用激素治疗吗

糖尿病肾病是糖尿病微血管并发症之一，是糖尿病患者的主要致残和死亡原因之一。在糖尿病肾病发生发展过程中，患者一旦出现临床肾损害、进入临床蛋白尿期，病程不可逆转，可迅速发展为终末期肾病。因此，减少尿白蛋白排出对延缓糖尿病肾病病程具有重要意义。因糖尿病肾病到目前为止还没有免疫损伤的证据，而且激素具有导致代谢紊乱的副作用，可以升高血糖、血脂，不利于糖尿病的控制，所以临床一般不采用激素治疗糖尿病肾病。目前糖尿病肾病大量蛋白尿的主要治疗措施为控制饮食（低优质蛋白饮食配合复方 α 酮酸制剂）；积极控制血糖；ACEI（卡托普利、贝那普利等）或 ARB（氯沙坦、缬沙坦等）减少尿蛋白、延缓肾功能进展、改善胰岛素抵抗；以及降脂、改善微循环等综合治疗。当然，如果考虑到患者除糖尿病肾病外还合并其他激素敏感型的原发性肾脏病，并经肾活检病理证实，那么使用激素治疗原发性肾脏病可以减少肾脏损伤，对延缓糖尿病肾病的发展是有利的。此种情况下，强调必须依据肾活检病理的诊断使用激素。

（张军力）

82. 促红细胞生成素能治疗慢性肾性贫血吗

促红细胞生成素（EPO）是对红细胞的生成有增强作用的体液性因子，是调节红细胞生成的重要激素之一。人体中的促红细胞生成素是由肾脏分泌的一种活性糖蛋白，作用于骨髓中红系造血祖细胞，能促进其增殖、分化。

慢性肾性贫血除因营养不良、铁或叶酸缺乏导致外，主要是因为肾脏产生促红细胞生成素减少所致。当慢性肾脏病进展至 3 期即肾小球滤过率小于 60 毫升/(分·1.73 米²)时大部分患者将出现贫血，常见症状有乏力、食欲下降、不适，严重者可出现头晕、呼吸困难及心血管相关症状。根据 KDOQI，以下情况诊断为贫血：<5 岁者，血红蛋白低于 110 克/升；5～12 岁者，血红蛋白低于 115 克/升；12～15 岁者，血红蛋白低于 120 克/升；大于 15 岁者，血红蛋白低于 130 克/升(男性)或 120 克/升(女性)。

慢性肾性贫血患者需测定血清铁、总铁结合力、转铁蛋白饱和度及血清铁蛋白，以评估体内铁储备情况。当血红蛋白低于 110 克/升时，推荐使用重组人促红细胞生成素以有效维持血红蛋白水平为 110～120 克/升。

（沈　茜）

—— 专家简介 ——

沈　茜

沈茜，主任医师，硕士生导师，复旦大学附属儿科医院肾脏科主任。中国医师协会儿科医师分会肾脏病专业委员会秘书，中华医学会儿科学分会肾脏病学组青年学组副组长，上海市医学会肾脏病专科分会委员、儿科专科分会委员。

83. 慢性肾脏病患者为什么要用活性维生素 D 治疗

矿物质和骨代谢异常是慢性肾脏病进程中非常普遍的现象。慢性肾脏病患者磷的排泄减少，高磷血症常常伴发低钙血症，而且经肾脏产生的活性维生素 D 水平下降，将会导致低血钙而造成异常骨化。甲状旁腺激素及成纤维细胞生长因子-23 于早期便参与这些异常的发生，如不及时纠正，最终可导致肾性骨病的发生。同时，循环中活性维生素 D 的水平下降可对多种组织产生影响。

慢性肾脏病导致的系统性矿物质和骨代谢异常主要表现包括：①钙、磷、甲状旁腺激素或维生素 D 代谢异常；②骨转换、骨矿化、骨量、骨骼长度或者骨强度异常；③骨外钙化。慢性肾脏病患儿代谢调节异常所导致的各种严重并发症大部分与成人相似，如骨折、骨痛和无菌性坏死；同时还存在儿童特有的并发症，如生长发育迟缓和骨骼畸形等。

对于慢性肾脏病矿物质和骨代谢异常，治疗的目标主要是预防磷酸盐潴留，预防由于维生素 D 缺乏、低钙血症导致的继发性甲状旁腺功能亢进。临床推荐低磷饮食、磷结合剂以及活性维生素 D 治疗。活性维生素 D 可以有效促进钙和磷的肠道吸收、升高血浆钙水平、促进骨骼矿化，同时降低血中甲状旁腺激素水平和减少骨钙消融，达到治疗目的。同时，活性维生素 D 还可以调控肾素-血管紧张素系统，对于心脏健康起重要作用。

（沈　茜）

84. 肾功能不全患者如何使用抗生素

药物包括抗生素在体内的代谢和清除主要在肝脏和肾脏这两大器官进行。在进展性肾脏病及慢性肾脏病患者中，为了防止抗生素及其代谢产物的过量和毒性，对治疗药物进行剂量调整显得极为重要。

在一般情况下，药物清除是通过残余肾功能、非肾清除和特殊的肾脏替代治疗方式。重度肾功能不全不仅影响抗生素在肾脏的清除和体内活性药物的代谢，而且影响药代动力学过程，例如血浆蛋白结合率、药物的分布和代谢。

在肾功能不全患者中如何调整抗生素的剂量，应基于对残余肾功能的精确评估。此外，在肾功能不全患者中，药物的吸收极易受胃肠蠕动减慢、恶心、呕吐及食欲减退的影响。在重度肾功能不全患者中由于肾脏预清除的减少，药物生物利用度将大大提高，为防止药物过量以及不良反应或毒性的发生，减少剂量或增加给药间隔时间是必要的。药物的准确剂量应参考最新的文献或说明书推荐，结合临床实际情况进行个体化调整，保证患者的用药安全。即使肾功能不全患者的药物剂量严格遵守指南，药物不良反应的发生仍然很普遍。同时，对肾功能不全患者应谨慎应用具有潜在毒性的抗生素，并对临床和生化指标进行密切监测，以确保患者的安全和从药物治疗中获益最大。

（沈　茜）

85. 如何保护患者的残余肾功能

残余肾功能是指慢性肾脏病到了终末期，肾脏仍然保留的部分肾功能，包括清除毒素、调节水电解质和酸碱平衡以及多种内分泌功能。尽管终末期肾病患者残余肾功能已经很少（少于正常功能的 10％以下），但它仍有助于清除中、小分子废物，排出体内多余水分、控制血压、减轻心脏负担，保持电解质和酸碱平衡，改善代谢、营养状态，维持骨骼的强壮，促进红细胞的生成，这些功能是透析或药物无法完全替代的。因此,保护残余肾功能非常重要,它允许患者更自由地饮食和进水,减少费用支出,提高生活质量,降低患者死亡风险。

积极治疗影响肾功能的基础疾病,可减轻肾脏的损害,延缓肾功能的进一步恶化,如糖尿病肾病患者控制好血糖,早期强化胰岛素治疗等;终末期肾病患者早期开始透析,临床没有腹膜透析禁忌证时,选择腹膜透析为首选治疗;在透析的基础上,合理饮食,优质低蛋白,且控制血脂;透析患者需个体化调整降压药物,即要控制高血压,又要避免透析中低血压的发生;此外,避免使用损害残余肾功能的药物(止痛药、具肾脏毒性的抗生素、含碘的造影剂、某些中草药等),都可保护残余肾功能。

(陈晓农)

—— 专家简介 ——

陈晓农

陈晓农,主任医师,硕士生导师,上海交通大学医学院附属瑞金医院肾内科主任。中国研究型医院学会甲状旁腺及骨代谢疾病专业委员会常务委员,中国医院管理协会血液净化管理分会血管通路学组委员,中国女医师协会肾脏病医学专家委员会委员,上海市医学会肾脏病专科分会委员,上海市医学会科普专科分会委员,上海市医师协会肾脏内科医师分会委员,上海市血液透析质控中心督查专家,上海市医疗事故鉴定专家组成员。

86. 何为血液净化治疗

血液净化治疗是一类治疗方法的总称,它的涵义是:将患者的血液引出身体外并通过一种净化装置,除去其中某些致病物质后再回输人体,达到治疗疾病的目的。临床上常用的方法有血液透析、腹膜透析、持续性肾脏替代治疗及血液灌流等。

(1) 血液透析:是一种较安全、易行、应用广泛的血液净化方法之一,系通过血管通路将患者血液引入透析器中,血液净化后再输回体内,达到清除代谢产物及毒性物质,纠正水、电解质平衡紊乱,是慢性肾功能衰竭尿毒症期患者维持生命的主要方法之一。

(2) 腹膜透析:和血液透析不同,它以人体自身的腹膜作为半透膜,经腹膜血管与腹腔内灌入透析液之间的交换作用,达到清除体内代谢废物的效果。

（3）持续性肾脏替代治疗：在急性肾衰治疗方面，较血液透析和腹膜透析安全性和疗效更好，也已经成为抢救众多危重疾病的不可或缺的有效方法，如重症急性肾损伤、多器官功能障碍综合征、乳酸酸中毒、严重高钾血症、持续性心功能衰竭等。

（4）血液灌流：血液体外流经装有固态吸附剂(如活性炭、吸附树脂)的灌流器，以吸附方法清除有害物质。主要用于药物或毒物中毒。

（陈晓农）

87. 肾脏病患者在什么情况下需要采取透析治疗

肾脏具有强大的储备功能，慢性肾功能不全患者早期通常无明显临床症状，而当临床出现肾脏损害及并发症时，肾脏损害往往难以逆转。肾脏的基本功能是排泄代谢废物和水分，慢性肾功能不全患者病情发展至严重阶段，代谢废物和水分潴留导致一系列症状和体征危及患者的生命时，需要进行肾脏替代治疗，其中透析治疗(包括血液透析和腹膜透析)是重要的方式之一。何时开始透析治疗主要是依据患者的临床表现及肾小球滤过率水平。

（1）患者出现药物治疗无效的严重并发症：尿毒症心包炎或浆膜炎、尿毒症脑病、严重的代谢性酸中毒、严重的高钾血症及难治性的容量负荷过重等可危及生命，是尿毒症患者开始透析治疗的绝对指征，甚至需要紧急透析。

（2）营养状况恶化：患者最早出现的尿毒症症状通常是厌食及消瘦。临床上常建议尿毒症患者控制饮食以减少肾脏负担，加上尿毒症毒素累积导致食欲差、消化功能低下，患者常发生营养不良。营养不良会导致患者死亡风险增加，透析可改善食欲、调整饮食限制，患者增加能量和蛋白质的摄入，可改善预后。

（3）肾小球滤过率：不推荐单独使用基于血肌酐水平计算的肾小球滤过率来指导开始透析的时机，需要医生结合患者的临床症状，如尿量是否能维持正常，有无水肿，有无尿毒症症状和体征等。

（陈晓农）

88. 如何自我保护动静脉内瘘

尿毒症患者需要长期接受透析治疗，动静脉内瘘是保证患者血液透析疗效和长期生存的"生命线"。如何减少动静脉内瘘的并发症、延长动静脉内瘘的使用寿命是医、护、患三方共同的努力方向。

动静脉内瘘术后一周即可进行局部锻炼，促进瘘管成熟。方法是手握橡皮握力圈，每日重复 3 次，每次 10～20 分钟。应保持术侧肢体干净，避免潮湿，以防伤口感染；若发现有渗血不止或肿痛，应尽快去医院处理。内瘘术后早期，应穿宽松内衣，抬高术侧肢体，促进血液回流，减轻肢体肿胀。注意睡眠姿势，减少手术侧肢体侧卧，避免患侧肢体受压，不应穿紧袖衣服，不可戴手表，不可测血压，不可提重的东西，不能用内瘘静脉注射或输液，冬天注意保暖。内瘘手术侧肢体可适当做握拳运动及腕关节运动，以促进血液流动，防止血栓形成。

原则上动静脉内瘘术后至少 4～8 周成熟后方可使用，糖尿病、高龄、慢性炎症、营养不良患者需要更长的成熟期。应用已成熟的动静脉内瘘透析结束时，拔针后应压迫穿刺点 5 分钟以上。在两次透析期间，要适当活动有瘘的肢体，如握拳运动，避免血流减慢或血栓形成。皮下有瘀血、肿胀时 24 小时后用温热水湿敷，并轻轻按摩。当静脉扩张不理想时，可将术侧肢体用温热毛巾热敷，每天反复热敷 2～3 次，以促进静脉扩张。

（张敏敏）

—— 专家简介 ——

张敏敏

张敏敏，医学博士、硕士生导师，复旦大学附属华山医院肾脏科副主任医师，上海市医学会肾脏病专科分会青年委员。

擅长各类急慢性肾脏病、糖尿病肾病、慢性肾功能衰竭及尿毒症并发症的规范化诊治，致力于醛固酮所致肾损害发病机制以及继发性甲旁亢和血管钙化方面的研究。

89. 为什么血液透析时会发生低血压

血液透析中低血压是指患者在血液透析过程中收缩压下降 20 毫米汞柱，或平均动脉压下降 10 毫米汞柱，且伴有恶心呕吐、眩晕、肌肉痉挛、焦虑等临床症状。它是血液透析常见并发症之一，其发生率为 20%～30%。

透析时低血压的发生与很多因素有关，重要原因之一是有效循环血容量不足。有效循环血容量不足常见原因有：①透析过程中如果脱水过多过快，导致有效循环血容量减少，就会引起低血压发生。常发生于干体重评估不准确或透析间期体重增长过多患者;②肌酐、尿素氮等尿毒症毒素清除过快,会形成血管内外渗透压梯度,水分移向组织间隙或细胞内,使得有效血容量减少。

透析时低血压的发生另一重要因素与心脏有关。尿毒症患者常存在不同程度的左心室肥厚及心脏收缩或舒张功能不全,在透析过程中有效血容量减少时参与低血压发生。心包积液也容易诱发透析中低血压。

透析时低血压的发生还与透析液成分(尤其是钠离子浓度过低)、透析液温度偏高、透析膜生物相容性差、服用降压药、高龄、低蛋白血症、低血糖、贫血、自主神经功能紊乱,以及透析过程中进食过多、过快等因素有关。

(周　蓉)

—— 专家简介 ——

周　蓉

周蓉,主任医师、医学博士,同济大学附属杨浦医院肾内科主任。上海市医学会肾脏病专科分会委员,上海市医师协会肾脏内科医师分会委员,上海中西医结合学会肾脏病专业委员会委员。

擅长各种急慢性肾小球疾病、急慢性肾功能衰竭、中毒性肾脏病以及糖尿病肾病的诊治。

90. 血液透析患者如何预防透析时出现低血压

透析时低血压是血液透析患者常见的急性并发症之一,预防血透患者透析时出现低血压应从以下几方面预防。

(1)限制透析间期体重增加量:两次透析间期体重增长控制在干体重的5%以内。为了达到这一目标,就要严格限制钠盐摄入(尿量减少时钠盐摄入<5克/日,无尿患者应控制在1~2克/日),减少含水量较多食物(如粥、泡饭等)的摄入。

(2)正确评估并及时调整干体重。

(3)体重增长过多者可采用延长透析时间或增加透析次数的方法。

(4)定期复查心超、心电图等检查,评估心脏功能,积极治疗心功能不全等并发症。

(5)合理使用降压药物,对于反复透析时低血压或有低血压倾向患者,透析当天应避免或少用降压药物。

(6)尽量避免透析过程中进食。

（7）透析结束后起床不要过快过猛，以免发生直立性低血压。

（8）血浆白蛋白过低者可在透析过程中输入白蛋白等，以提高胶体渗透压，避免或减少低血压发生。

（9）必要时可使用盐酸米多君等药物预防低血压发生。

（10）易发生低血糖的患者可在透析过程中监测血糖变化，予静脉补充葡萄糖，以避免低血糖发生。

（周　蓉）

91. 何为干体重

干体重与每次透析前后测量的体重是两个概念。干体重也称目标体重或理想体重，它是指透析结束时患者所能耐受的既无水潴留也无水缺乏的最低体重，是评估血液透析清除水分和水负荷状态的重要参考指标，也是评价患者透析效果的重要指标。

当达到干体重时，患者体内水含量已降到最低值，且患者血压平稳，无外周水肿，也无胸闷、气促等不适。当透析后体重低于干体重时，患者会出现抽搐、恶心、打哈欠、眩晕、耳鸣等症状，血压也会下降。若透析后体重高于干体重，多余的水会慢慢"跑"到身体各个腔隙中，长此以往则会出现高血压、胸腹水、急性左心衰竭等并发症。

血液透析患者干体重的评价尚无金指标，对干体重的判断需结合患者自身状况综合考虑。目前临床上干体重评估常用的方法是临床医生通过观察患者的各种症状，结合实验室指标及辅助检查来设定。但患者及家属也要知道：①干体重不是一成不变的，它受患者情绪、饮食、睡眠、营养状况、季节等多种因素的干扰，需要定期评估、及时调整；②准确的干体重评估不仅需要医生的管理，更重要的是家属和患者的主动配合，做到"吃好、喝少、称准"，既保证营养的摄入，又要避免过多水分摄入，还要尽量穿同样的衣物、鞋子称体重；③如果有下肢水肿、胸闷、透析时抽搐等症状要及时告诉医生，以便及时调整干体重。

（周　蓉）

92. 什么是腹膜透析治疗

尿毒症患者由于各种原因引起的肾脏功能不全，存在体内毒素和水分的排泄障碍。如果肾功能不能满足人体的基本生理需求,就要采用替代疗法,腹膜透析是目前主流的肾脏替代治疗方式之一。

腹膜透析从原理上就是利用患者自身的腹膜作为透析膜,通过灌入腹腔的透析液与腹膜另一侧的毛细血管内的血浆成分进行溶质和水分的交换,清除体内潴留的代谢产物和过多的水分,同时通过透析液补充机体所必需的物质。通过不断地更新腹透液,达到肾脏替代或支持治疗的目的。

那么腹膜透析具体怎么做呢?

为了做腹膜透析,我们首先需要在腹部留置一根腹膜透析导管。目前大部分是利用外科手术的方法打开腹腔放置导管。现在最先进的技术是使用腹腔镜技术放置腹透导管,手术成功率高,预后佳,但是费用较高。

一般手术后两周可以开始腹膜透析了。腹膜透析具体操作就是,先将腹透液管路连接在患者腹壁的腹透管上。然后打开腹透管旋钮,将患者腹腔内的废液放出体外。之后将新鲜的腹透液灌入腹腔后即可。如此为一个腹膜透析交换的步骤,前后一般为一刻钟到半小时,每日要交换三到四次,在这个阶段,患者可以安坐在椅子上休息,也可以读书看报。若借助全自动腹膜透析机,每日夜晚在睡眠中执行透析即可。

腹膜透析方便简单,相对于每周要跑三趟医院的血液透析来说,无需经常跑医院,对工作生活影响小,不失为一个肾脏替代治疗的不错选择。

(陈闽东)

—— 专家简介 ——

陈闽东

陈闽东,同济大学附属杨浦医院肾内科副主任医师,从事肾脏病防治临床和基础研究 20 年。

擅长各类急慢性肾脏疾病的诊治及肾脏替代治疗,在腹膜透析领域拥有丰富的临床研究经验。

93. 腹膜透析有哪些并发症

腹膜透析的并发症包括感染并发症和非感染并发症。

感染并发症是腹膜透析最常见的急性并发症,也是造成腹膜透析失败甚至患者死亡的主要原因之一,包括腹透相关性腹膜炎、皮肤造口感染和隧道感染。

腹透相关腹膜炎指患者在腹膜透析治疗过程中由于接触污染、胃肠道炎症、导管相关感染及医源性操作等原因造成致病原侵入腹腔，从而引起的腹腔内急性感染性炎症；出口处感染是导管出口处周围未保持干燥、存在软组织损伤以及细菌定植，导致出口处感染，出现水肿、疼痛、脓性分泌物、周围皮肤红斑、结痂以及肉芽组织等；隧道感染是发生于腹膜透析导管皮下隧道周围软组织的感染性炎症，通常伴发于出口处感染。针对感染性并发症，国内外都有成熟且行之有效的诊疗规范，大多数感染都可以治愈，无需中断腹膜透析治疗。而某些特殊感染，如真菌性腹膜炎，一旦确诊就应立即拔除腹透管以保护腹膜，待感染控制后再次置管重新开始腹膜透析治疗。

随着腹膜透析技术的不断发展，近年来感染相关并发症的发生率越来越低，而与长期腹膜透析相关的非感染并发症，如糖、脂代谢异常、营养不良、心血管并发症、钙磷代谢紊乱等则越来越突出。其他比较常见的非感染并发症还包括腹膜透析导管功能障碍，如导管移位、导管堵塞等，导致腹透液进出不通畅，影响透析效果；如果腹腔内压力增高可能会导致疝气或腹透液渗漏。随着透析年限的延长，腹膜功能衰竭的发生率也逐渐增加。

总体来说，大部分的腹膜透析并发症是可防可治的，如经及时、有效治疗仍不能控制的腹透患者应及时改用其他肾脏替代治疗模式，以保证透析充分。

（郁胜强）

94. 长期腹透患者在家需注意什么

腹膜透析就是利用人体腹腔内的腹膜作为天然"筛子"，把对身体有害的东西过滤出去。当腹膜透析液灌进腹腔保留一段时间后体内的毒素和多余水分就经过腹膜排到腹膜透析液中，再把这些"废水"从腹腔里放出来，这样不断地循环，就可以代替肾脏执行排毒排水的任务。腹膜透析的主要优点是操作简单，患者只要在家灌入和排出腹透液就可以自行治疗，不需要往返医院。而另一方面，有些患者正是对自己在家操作比较担心而拒绝腹膜透析。实际上只要患者认真规范操作，就能安全有效地通过居家腹膜透析治疗尿毒症。那么，长期腹透患者在家需要注意什么呢？

（1）环境要清洁：腹膜透析间并不要求是无菌室，而在于患者是否具有无菌的观念。单间或者人员流动较少的房间都可以成为腹透操作间。保持环境干净、干燥、可通风、光线良好。每次透析前都要进行清洁、通风、消毒液擦拭、紫外线照射。

（2）操作要规范：无菌操作是成功开展腹透的关键！在每次换液前一定要戴口罩并洗净双手。按照规范进行连接、引流、冲洗、灌注、分离等透析操作流程。

（3）监测要做好：每日监测体重、血压、脉搏等，准确记录 24 小时出入量。透析过程中密切观察透出液的颜色和澄清度，记录进出腹腔的时间、液量以及停留时间等。

虽然家庭腹膜透析操作简单，但需要患者始终如一的认真规范操作，定期随访和评估透析效果。一旦出现异常或并发症需要及时就诊，以保证透析效果，尽可能减少并发症的出现。

（郁胜强）

误｜区｜和｜骗｜局｜

95. 慢性肾小球肾炎患者最终都会到尿毒症期吗

慢性肾小球肾炎实际上是以尿检异常、高血压和肾脏疾病持续进展为表现的一大类原发性和继发性肾小球疾病。这些疾病的病情轻重、病变特点各不相同，因此最终的结局也大相径庭：有些未经治疗就可自行痊愈，有些对治疗的反应良好，有些治好后却反复发作，而有些即使经过积极治疗仍不易控制。因此，不能一概而论地认为慢性肾小球肾炎最终都会进展到尿毒症。

慢性肾小球肾炎的结局取决于许多因素，最主要的是疾病本身的种类和治疗方式。因此，治疗的首要任务是搞清楚真正的"罪魁祸首"是哪种肾小球肾炎，才能根据病因、病理进行有针对性的治疗。肾脏穿刺活检是目前确定真正病因的唯一方法，也是肾脏内科的常规操作检查之一。在医生严格掌握适应证的情况下绝大多数都是安全的，患者不必因为过度担心不愿肾穿刺而错失了诊治良机。除了疾病本身特性外，还有许多因素可能会导致肾脏疾病进展，如高血压、高尿酸血症、高血糖、高蛋白饮食、大量蛋白尿、肾毒性物质等，都是肾脏疾病恶化进展的"帮凶"。积极有效的治疗并去除危险因素可以延缓疾病进展。反之，慢性肾小球肾炎将持续进展，肾功能不断受损，最终会进展到尿毒症。但即使是这部分患者只要能接受及时有效的肾脏替代治疗，仍能保持良好的生活质量。

（郁胜强）

96. 腰和肾之间的关系是什么

"腰"是保持人体正常生理曲度的重要部位，亦即胸和髋之间身体的一部分；"腰子"是"肾"的俗称。肾脏大致位于腰部，它是人体的重要排泄器官，具有形成尿液排出代谢废物，调节体内的水、电解质和酸碱平衡；还具有内分泌功能，参与调节血压、红细胞生成和钙磷的代谢。因此，简单地说腰是指部位，肾脏是器官。

大多数慢性肾脏病的早期是没有明显临床症状的，我们平时所说的"腰酸腰痛"在大多情况下与肾脏无关，除却明确的外伤所致外，可能的原因有如下几点。

①腰椎间盘突出：纤维环破裂，髓核从破裂处挤出压迫神经根；②腰肌劳损：腰部隐痛反复发作，劳累后加重，休息后缓解；③生殖系统感染，即女性常见的宫颈炎、盆腔炎症等；④强直性脊柱炎。

某些肾脏相关疾病可以出现"肾区疼痛"，例如肾结石、输尿管结石所致的腰痛大多很剧烈，多向大腿内侧放射；急性肾盂肾炎的腰痛多为一侧，同时伴有发热，可有血尿、尿频、尿急、尿痛等症状；过大的肾囊肿也可以引起腰痛，一般表现为腰部隐痛、钝痛，向下部及腰背部放射。

综上所述，腰和肾虽有千丝万缕的联系，却又不尽相同，因此腰酸腰痛时还是需要仔细鉴别病因，以便做出正确的处理。

（徐成钢）

—— **专家简介** ——

徐成钢

徐成钢，医学博士，海军军医大学第三附属医院（东方肝胆外科医院）肾内科主任。上海市医学会肾脏病专科分会委员、血液净化血管通路组副组长，全军肾脏病专业委员会委员、血液净化专业委员会委员。

对各种急、慢性肾脏病诊治积累了较丰富的经验，擅长各种复杂动静脉内瘘术、难治性肾病综合征的治疗。

97. 尿毒症能逆转吗

人们常说的"尿毒症"是指慢性肾衰竭的终末期，在目前医疗水平下，尿毒症是不可能治愈的，即不可"逆转"的。

但这并不是说面对尿毒症我们是无所作为的，在慢性肾脏病的发展过程中可以通过综合治疗达到延缓肾功能衰竭的进程。主要措施有：①积极治疗导致肾功能受损的原发病；②减轻肾脏负担：饮食调整（低盐、优质低蛋白饮食配合复方 α 酮酸），合理控制血压（根据不同临床情况控制在合理范围内）；③积极治疗贫血、肾性骨病等并发症；④慎用肾毒性药物；⑤定期门诊随访等。

另外，在上述治疗过程中会出现一些情况导致原来平稳的肾功能突然恶化导致的尿毒症，比如原发病加重（常见血管炎、系统性红斑狼疮活动等）、肾毒性药物的应用、感染、过度劳累、不恰当的饮食、尿路梗阻等，这时及时正确地纠正这些加重因素可以使恶化的肾功能得以部分恢复，有些甚至可以完全恢复至恶化前水平。这也是临床上常说的"可逆性"尿毒症。

当慢性肾衰竭进展到尿毒症期时，应及时开始肾脏替代支持治疗（血液透析或腹膜透析，或行肾移植）。不少患者已经进入尿毒症期，尿毒症症状已非常明显，但仍不愿意接受透析治疗，寄希望于某些"灵丹妙药"的治疗能逆转尿毒症，这是不科学的，导致本可以通过透析清除的毒素存留体内，对身体其他的脏器造成不可逆的损害。

（徐成钢）

98. 尿毒症会传染吗

这是个很多人关心的问题，要搞清楚这个问题，首先要知道什么是传染病，怎样会传染，其次要知道什么是尿毒症，会不会传染。

传染病是由各种病原体引起的能在人与人、动物与动物或人与动物之间相互传播的一类疾病。病原体中大部分是微生物，小部分为寄生虫。通常疾病可通过空气传播、水源传播、食物传播、接触传播、土壤传播、垂直传播等。

尿毒症是慢性肾衰竭的终末期，在这个阶段，各种代谢废物、毒素以及体内多余的水分无法正常从尿液中排出，而是蓄积于体内，进而损伤身体各个脏器，使得各个脏器功能损伤程度不断进展，出现一系列症状或引发一系列疾病，例如高血压，贫血，消化道出血，心力衰竭，精神异常，皮肤瘙痒，全身水肿，等等。这些尿毒症所引起的疾病或症状并非病原体所引起，不是传染性疾病。

因此，尿毒症并非传染病，尿毒症患者的体液也不具有传染性，不必担心与尿毒症患者一起生活或近距离接触会有患病的风险。

（徐成钢）

99. 小便泡沫多一定是蛋白尿吗

新鲜的尿液是透明、澄清的，由于尿液表面的张力低，正常情况下形成的气泡较少。但当尿液中成分发生变化时，表面张力随之增高，气泡也相应地增多。这些尿液成分的改变，都可能引起尿泡沫增多。

哪些情况下能引起尿液成分的改变呢？①肝脏疾病、胆道阻塞、溶血性黄疸时，尿液中胆红素含量增多，但此时尿色深红带黄如浓茶样，观察尿色不难区分；②泌尿系统感染时，尿液的成分容易发生改变而产生气泡，而产气菌存在时，尿液中也可产生气泡；③糖尿病时，尿糖或尿酮体含量升高，尿液的酸碱度发生改变；④尿液中黏液增多也可导致尿泡沫增多；⑤尿急时，排尿压力加大，尿速增快；⑥有肾脏疾病时，肾小球滤过屏障损伤，导致尿液中蛋白含量增高。

当出现泡沫尿时，首先可以观察泡沫尿的形状：如果泡沫较大，或者大小不一，泡沫持续时间较短，可能是尿糖或尿矿物盐的作用；如果是尿液表面一层细小的泡沫，且静置后不散去，那可能就是蛋白尿了。其次有无伴随症状：出现泡沫尿又伴有尿频、尿急、尿痛，可能是泌尿道感染；多饮、多尿、多食、口干渴等症状时，需警惕糖尿病的可能；浮肿、高血压或无任何症状，则需要高度怀疑肾脏病可能；如果有恶心、纳差，尿色深红带黄如浓茶样，则需要考虑肝胆系统疾病。

最后建议，一旦发现尿泡沫增多，还是应及时去医院就诊以明确诊断。

（徐旭东）

—— 专家简介 ——

徐旭东

徐旭东，主任医师，硕士生导师。复旦大学附属闵行医院肾内科主任。

中华中医药学会肾病分会委员，《中国中西医结合肾脏病杂志》编委，上海康复医学工程研究会肾脏病临床康复医学专业委员会副主任委员，上海市中西医结合学会肾脏病专业委员会委员、上海市医师协会肾脏内科医师分会委员、闵行区拔尖人才。

100. 尿色发红一定是血尿吗

尿液一般呈黄色或无色，红色尿多半是尿中有红细胞，医学上称血尿，离心沉淀尿中每高倍镜视野≥3个红细胞，或12小时尿沉渣计数超过50万，是泌尿系统的常见症状之一。引起血尿的原因很多，如各类肾炎、泌尿系统炎症、结石、肿瘤、外伤、全身性疾病等均可导致血尿；有些常染色体显性遗传病变，如薄基底膜肾脏病也表现为镜下血尿，要正确诊断血尿并非易事。

镜下血尿颜色正常，当每升尿液中含血量超过1毫升时，尿液呈淡红色洗肉水样，称之为肉眼血尿，根据出血量多少和出血部位不同，尿液的颜色而呈不同，出血严重时尿可呈血液状；肾脏出血时，尿与血混合均匀，尿呈暗红色；膀胱或前列腺出血尿色鲜红，有时有血凝块。

但是尿色发红不一定都是尿中红细胞增多引起，发现红色尿后，首先要分清是真性血尿还是假性血尿。①邻近脏器出血污染尿液：女性月经期、消化道出血时等可能导致血液混于尿液中，导致尿色发红；②食物、药物代谢引起红色尿，如氨基比林、苯妥英钠、利福平、酚红等，有些红色果蔬如红心火龙果、甜菜等也可能导致尿色发红，这些尿液检查红细胞镜检阴性，需与真性血尿区别。③肌红蛋白尿或血红蛋白尿时，如尿呈暗红色或酱油色，不混浊，无沉淀，镜检无或仅有少量红细胞；棕红色或葡萄酒色，不混浊，镜检无红细胞见于卟啉尿。

因此，如果发现尿色发红，建议去肾脏科找专科医生进一步明确原因，医生需要结合临床资料综合分析，患者不必过度紧张和盲目服药。

（徐旭东）

101. 尿液隐血反应阳性一定就是血尿吗

有很多拿着一张尿隐血阳性的化验单，因为"血尿"就诊的，这里之所以要打个引号，这些尿液隐血反应阳性的结果一定是血尿么？

首先我们要从尿隐血的检测方法说起，红细胞内含有血红蛋白，尿隐血检测方法主要基于血红蛋白内的亚铁血红素具有弱的过氧化物酶样活性，可催化过氧化氢和受体色素脱氢发生分子结构改变，呈现颜色变化的反应原理，借以识别微量血红蛋白的存在。尿隐血阳性指的是尿液中检测出血红蛋白，而镜下血尿是尿沉渣镜检每高倍视野红细胞>3个，所以重要的事情要强调：尿红细胞不等于尿隐血。

在低渗尿中红细胞因吸水胀大，可能有血红蛋白逸出，因此尿红细胞阳性的尿检往往伴有尿隐血阳性，而在维生素C、亚硝酸盐和尿pH<5的酸性环境中，也可能出现尿隐血假阴性的可能。有假阴性也就有假阳性，像肌红蛋白尿、菌尿、氧化性消毒剂都可能导致尿隐血检测阳性，而红细胞镜检是正常的。这些"尿隐血阳性"的疾病严不严重？肌红蛋白尿可能是心肌、骨骼肌发生严重损伤时，大量肌红蛋白从肾脏排出，尿液呈暗红色或酱油色，不混浊，无沉淀，尿隐血阳性，而尿红细胞镜检阴性，大量肌红蛋白阻塞肾小管导致急性肾功能损伤，需要紧急治疗保护肾功能。因此，对于尿隐血阳性的解读，需要结合尿沉渣镜检，以及临床资料综合分析，予以明确诊断后采取治疗方法。

（徐旭东）

102. 尿中培养出细菌一定就有尿路感染吗

尿路感染又称泌尿系统感染,是尿路上皮对细菌侵入导致的炎症反应,通常伴随有菌尿和脓尿,中段尿细菌培养是诊断尿路感染病原体的金指标。健康人群进行体检,或因其他肾脏疾病做常规尿细菌学检查时发现尿培养阳性,一定是尿路感染么? 正常尿液应是无菌液体,但人体的泌尿生殖道外表有各种细菌存在,故一般尿的病原体检查无临床意义,做尿培养应无菌留取尿液,排除外界细菌干扰,准确地检测尿液是否存在细菌。若收集标本时,无菌操作不严格或污染,尿液标本放置时间过长(超过 1 小时),都可能导致培养结果出现假阳性。

患者本身虽然无任何尿路感染的临床症状,但是清洁中段尿培养阳性的真性细菌尿,称之为无症状细菌尿,这是一种隐匿性尿路感染,多见于老年女性和妊娠期妇女,发病率随年龄增长而增加。无症状性细菌尿需要治疗么? 儿童因常伴有膀胱-输尿管返流,孕妇易进展为急性肾盂肾炎,对于这类患者应该采取抗感染治疗;部分慢性肾盂肾炎患者,菌尿可持续存在导致肾功能损害,也应予以治疗;对于可能导致尿路黏膜出血的泌尿外科手术或检查,应该根据细菌培养结果采取敏感抗生素治疗。绝经前非妊娠妇女、糖尿病患者、老年人、脊髓损伤及留置导尿管的无症状菌尿的患者,不推荐抗菌药物治疗。

(徐旭东)

103. 尿中有白细胞一定是尿路感染吗

尿白细胞是尿常规检查的一个项目,也是判断泌尿系统及肾脏病的一个重要指标。尿常规检查中白细胞的多少是帮助我们了解身体状况的一个重要依据。尿常规检查出现白细胞的时候,很多人第一反应是尿路感染,尤其是中老年妇女。但尿中有白细胞就可以诊断为尿路感染吗? 或者说这一定是尿路感染吗? 答案是否定的! 那么尿常规检查出白细胞是什么意思呢? 尿常规白细胞正常值是多少呢?

白细胞存在于血液中,但是由于一些原因,部分白细胞会随着尿液排出,也就是常说的白细胞尿了。尿液中含有少量的白细胞属于正常现象,但是如果过多,就表示身体出问题了,因此白细胞也在尿常规检查之列。

正常尿液在经过离心沉淀后,白细胞的含量一般为:男性 0～2 个/高倍视野,女性 0～5 个/高倍视野(高倍视野为显微镜高倍镜视野)。新鲜尿离心沉渣检查每个高倍镜视野白细胞＞5 个/高倍视野,称为白细胞尿。

如果尿液中白细胞＞5 个/高倍视野,表示泌尿系统出现问题,但不能武断定论是尿路感染,因为引起白细胞尿的原因有很多。①肾脏疾病,最常见的有肾盂肾炎、肾盂积脓、肾脓肿、肾结石伴有感染、肾结核、肾小管间质病变等。②输尿管膀胱疾病,如输尿管或膀胱的炎症、结石、结核、肿瘤等。③尿道疾病,多见于尿道的结石、炎症、肿瘤、异物、狭窄、尿道旁腺炎或脓肿,以及前列腺疾病如前列腺炎症、脓肿、肿瘤等。④精囊疾病,如精囊炎症、脓肿等。需要提及的是,因服用药物所致的过敏反应,尿液中也会出现白细胞增多;女性白带混入尿液时,也会出现白细胞增多的现象。肾移植手术后 1 周内尿中可出现较多的中性粒细胞,随后可逐渐减少而恢复正常。

因此,出现尿白细胞,不要轻易下结论,乱服抗生素,要先排除一些影响因素,再看自身有无其他症状,如水肿、排尿是否正常等,并做进一步的检查,待确诊后及时治疗就好了。

（章晓燕）

—— 专家简介 ——

章晓燕

章晓燕,医学博士,复旦大学附属中山医院肾脏科副主任医师、硕士生导师。上海市医师协会肾脏内科医师分会委员,上海市医学会肾脏病专科分会委员,中国医疗保健国际交流促进会慢病管理分会委员,《中华诊断学电子杂志》编委、《上海医学》审稿人。

擅长各类急慢性肾脏疾病、难治性肾脏病、高尿酸血症、高血压肾病等的诊治。

104. 尿路感染是"性病"吗

许多小诊所和电线杆上的广告都号称自己专治性病,而把性病的症状写成"尿频、尿急、尿痛"。很多患者因此非常紧张,这和自己尿路感染的症状怎么一模一样,难道得了"性病"?

其实大家都被这些小广告忽悠了,尿路感染不一定就是性病!那么性传播疾病与尿路感染两者究竟有何区别和联系呢？尿路感染是由特异病原体(如结核杆菌)或非特异病原体(如大肠杆菌)等引起泌尿系统的炎症性感染。临床上通常有尿频、尿急、尿痛、血尿或脓尿,可伴发热、畏寒、肾区疼痛等全身症状。上述细菌引起的泌尿系统感染一般不通过性接触途径传播。

人的泌尿道与生殖道虽然邻近,却分别隶属于泌尿与生殖两个系统,不能混为一谈。泌尿系统包括尿道、膀胱、输尿管、肾脏等器官,它有可能发生炎症,也会生长肿瘤,甚至会受到药物损害等。

性传播疾病是指通过性行为或类似性行为传播的一类传染病。性传播疾病有 20 多种,临床表现也多种多样,在我国列入报告的性传播疾病有 8 种,包括梅毒、淋病、非淋菌性尿道炎、尖锐湿疣、生殖器疱疹、软下疳、性病性淋巴肉芽肿和艾滋病。这 8 种病中,只有淋病、非淋菌性尿道炎可能出现泌尿系统感染的症状,其他性传播疾病很少或不会在泌尿系统出现症状。梅毒一期与二期皮损、生殖器疱疹及尖锐湿疣的疣体可发生在外生殖器部位,但与尿路感染完全是两回事。

综上所述,以泌尿生殖系统化脓性炎症为主要特征的性传播疾病(如淋病和非淋菌性尿道炎)在临床上可出现尿路刺激症状,但有泌尿系统感染的疾病并不等于性传播疾病,首先要结合病史与体征,再做必要的实验室检查,最后做出正确的诊断。笼统地将尿路感染与性传播疾病混为一谈是不正确的。

(章晓燕)

105. 降压药只需要在血压升高的时候临时吃吗

在门诊经常会遇到患者问降压药是否要一直吃? 长期吃药会不会变成一种习惯? 那我们现在就来探讨下这个问题。

大家可能都知道,如果患了急性胃肠炎、肺炎等急性疾病,在患病期间需要服药或打针,病好了就可以停药。但高血压是一种慢性病,目前还没有根治的办法,需要长期服药才能将血压控制在正常范围,如果不服药治疗或者治疗不规范,血压长时间升高或急剧升高,则可能导致脑卒中、心力衰竭、心肌梗死、尿毒症、主动脉夹层等心血管不良事件,从而致死、致残。因为口服的降压药物经过胃肠道吸收进入人体血液循环之后,需要达到有效的浓度,才能产生降压的效果。但进入体内的药物,经过肝脏和肾脏的代谢,并不会长期停留在血液中,最后会随尿液和/或粪便排出体外,其降压作用也随之消失。因此,高血压患者服用降压药后血压下降,停药后血压又会逐渐回到原来水平,只有继续服药才能保持药物的长期作用。每一种药物在体内停留的时间是不同的,所以服用哪种降压药，该如何服用等，都应在医生指导下进行。

当然也有例外，在以下几种情况下也可以考虑减少或停用降压药物。

（1）血压常常会受到季节的影响，冬天天气寒冷时，血管收缩，血压往往会明显升高，这也是心脑血管疾病在冬春季节发病率升高的原因之一；到了炎热的夏季，血管扩张，血压常常会有所降低。因此，在季节变换时，高血压患者更应注意监测自己的血压，夏季血压明显降低时可酌情减少降压药的剂量或数量。需要强调的是，在降压药减量或停用之后，一定要经常测量血压，如果血压又回升，仍需恢复服药。

（2）高血压患者并发心肌梗死后血压可能会有所下降，因此可能需要对原来的降压治疗方案进行调整。

（3）如果患者以往血压升高有明显的诱因，如工作压力大、精神紧张、大量饮酒、高盐饮食、肥胖等，在纠正了这些不利因素之后，血压可能会有所下降。

所以对于降压药能否停用的问题不能一概而论，患者需要密切监测血压，改善生活习惯，最好在医生指导下用药。

（章晓燕）

106. 肾脏病伴有贫血一定是肾性贫血吗

肾性贫血是指由各类肾脏疾病造成促红细胞生成素（EPO）的相对或者绝对不足导致的贫血，以及尿毒症患者血浆中的一些毒性物质通过干扰红细胞的生成和代谢而导致的贫血。是慢性肾功能不全常见的并发症，贫血的程度常与肾功能减退的程度相关。肾性贫血为慢性肾脏病的伴随症状，慢性肾脏病患者一旦并发肾性贫血，常还表现有面色萎黄、眼结膜苍白、唇甲苍白无光泽等症状。

然而，肾脏病伴有贫血不一定是肾性贫血，其可能是全身性疾病或恶性疾病等累及泌尿系统和血液系统的临床表现。例如，系统性红斑狼疮、血管炎、多发性骨髓瘤等疾病常常会累及肾脏和血液系统，患者同时出现肾脏疾病症状和贫血，因此肾性贫血诊断时必须慎重，待完善相关查体和辅助检查，排除继发性疾病后方可诊断。

（黄文彦　张晓娥）

107. 药物都有副作用，吃药越少越好吗

药物副作用指药物在治疗剂量时出现的与治疗目的无关的作用。可能给患

者带来不舒适甚至痛苦，一般较轻微，是可以恢复的功能性变化。产生副作用的原因是药物作用的选择性低，作用范围广，当其中某一作用被用来作为治疗目的时，其他作用就可能成为副作用。

由于每种药物都存在副作用的可能，是否吃的药越少越好？回答是肯定的。其实医生在开处方时都会权衡利弊。利大于弊才有应用价值，但是利和弊很难用数学公式来表达。用药既要考虑疾病的治疗，还要考虑对患者生活质量的影响。一般药物的副作用小，安全性很高，但其具有明显的个体差异，如发现明显药物副作用，需及时停药。但对于严重疾病甚至危及生命的情况如心肌梗死、肿瘤、器官移植排异反应，其用药的副作用较大，即便如此，为了抢救生命，其利大于弊，医生也会铤而走险。

此外，由于副作用是药物本身所固有的，所以可以预料到，也可以通过合并用药避免或减轻，例如麻黄碱在解除支气管哮喘时，也兴奋中枢神经系统，引起失眠，可同时给予巴比妥类药物，以对抗其兴奋中枢的作用。一般医生用药时会设法纠正或消除副作用。必须注意的是，药物副作用的出现不是原有疾病的加重，也不是药物显效的表现。因此，对于药物副作用，我们不必过于焦虑，用药前需听清医生的说明，遵从医生的医嘱即可。

（黄文彦　张晓娥）

108. 尿毒症患者蛋白尿减少是肾功能好转的表现吗

蛋白尿是肾脏疾病常见的标志和危险因素，而且蛋白尿的多少往往反映肾脏病变的严重程度。那么，蛋白尿是如何产生的？尿毒症患者蛋白尿减少是肾功能好转的表现吗？

尿蛋白的漏出是由于肾小球基膜受损后通透性增高或者肾小管重吸收减少的结果，医学上常把肾小球基膜的这种通透性形象地比喻为"筛孔"，筛孔越大，蛋白漏出就越多。慢性肾功能衰竭患者的病理与之正好相反，由于肾脏呈病理增生性改变，且逐渐纤维化，从而导致这种筛孔被逐渐堵塞，尿蛋白也相应地逐渐减少，以至无孔可出。因此，常常发现慢性肾衰的患者尿常规检查与 24 小时尿蛋白定量检查中，尿蛋白逐渐减少，甚至会出现尿蛋白阴性的结果。这就给人们造成一种错觉，以为疾病正在逐渐好转。其实不然，这不但不是疾病好转的表示，相反更说明病情加重，肾脏工作的单位已大部分受损，甚至肾脏已萎缩，是病情趋于恶化的指征之一。

因此，判断肾脏疾病损害的好转预后，不能只凭蛋白尿来衡量，还要结合全身情况、肾功能、血生化、B超、影像学等检查来综合判断。

（黄文彦　张晓娥）

109. 透析治疗是否像"吸毒"一样会上瘾

透析包括血液透析及腹膜透析，是目前最主要的肾脏替代治疗方式，80％～90％的尿毒症患者在接受血液透析治疗。对于尿毒症患者，除个别极端状况外均可接受透析治疗。

一般而言，血肌酐水平大于707微摩/升或出现明显症状，被认为是尿毒症患者开始血液透析治疗的时机。但是更重要的是，应针对不同患者"适时"透析。所谓"适时"就是指在选择透析开始时机时，除了要参考血肌酐水平外，还要综合考虑患者的年龄、原发病、病情进展情况以及心力衰竭、电解质紊乱、消化道症状等并发症情况。

很多患者担心一旦开始接受透析就意味着生命即将结束、将"长期依赖"透析或甚至"上瘾"，从而在心理上十分排斥透析。这些患者即使在血肌酐水平远高于707微摩/升或出现明显症状，甚至合并多种并发症时，仍不愿接受透析治疗。实际上这种观点是错误的。我们提倡适时透析是为了更好地提高患者的生活质量。当肾脏功能衰竭到一定程度时，肾脏无法满足人体排毒、排水的需求，这就需要通过透析来排出体内多余的代谢毒素、水分。此时的透析就像人每天都要通过进食来摄入人体必需的营养成分一样，成为人体维持新陈代谢平衡的基本条件，而并非所谓的"依赖"或"上瘾"。

透析技术经过多年发展，已经成为一种十分成熟的治疗方法。相当一部分透析患者生存时间为二十年，甚至三十年以上。只要广大患者能够正确认识透析，积极配合医生护士，在保证充分透析的同时，通过严格的饮食控制、适度运动，过上高质量的生活，甚至正常工作也非梦想。

（彭　文）

—— 专家简介 ——

彭　文

彭文，医学博士，主任医师、教授、博士生导师，美国马里兰大学肾脏病研究中心博士后，上海中医药大学附属普陀医院院长、肾内科/血透室主任，国家药物临床试验机构主任，国家中医药管理局中医全科学科带头人。

上海市中医药学会副会长，上海中西医结合学会肾脏病专业委员会副主任委员，上海市医学会肾脏病专科分会委员等。

110. 尿毒症透析一阵子症状好转后就可以不透析了吗

尿毒症透析一阵子症状好转后，也不可以停止透析。

首先让我们了解一下尿毒症的定义，是指慢性或者急性肾功能衰竭晚期，患者体内水电解质酸碱平衡失调，肾脏内分泌功能紊乱，导致大量代谢产物和毒物蓄积，引起恶心呕吐、纳差、乏力、胸闷气急、浮肿等症状，此时患者只能靠肾替代治疗。

目前肾脏替代治疗有三种方式，主要包括血液透析、腹膜透析和肾移植。血液透析是将患者的血液引流到体外，进入透析器，通过弥散或对流进行物质交换，清除血液中的毒素和多余的水分，并将经过净化的血液回输的整个过程。腹膜透析是通过人体的腹膜作为透析膜进行血液净化，将透析液进入患者腹腔，血液中的毒素和多余的水分通过腹膜进入腹腔中的透析液，然后排出体外。肾移植是将他人供给的肾脏通过手术植入尿毒症患者的体内，替代患者的肾脏功能。肾移植是尿毒症患者肾替代治疗最好的治疗方法。

尿毒症患者经过规律透析后，通常毒素蓄积引起的症状会消失，但是因为患者的肾功能已经衰竭，肾脏本身清除毒素、水分及内分泌功能下降，只要停止透析，马上会再次出现毒素的蓄积，引起恶心呕吐、浮肿、心力衰竭等症状，除非进行肾移植，否则生命不止，透析不止。

（彭　文）

111. 已经透析了就不用限制水分了吗

尿毒症患者几乎全部丧失了肾脏功能，对自身代谢产物和多余水分的清除作用显著下降。在临床上表现为尿量的减少和肾功能的恶化。透析治疗能够清除多余的水分和毒素，起到人工肾脏的作用。对水分的清除是透析的重要目的之一，但是并不代表透析了就完全不用限制水分摄入。

有一部分尿毒症患者，即使在接受了透析治疗之后，尿量仍然很多，甚至和正常人无任何差别。但由于这部分患者的肾脏代偿功能很差，不能如同正常人一样对每天饮水量的不同做出尿量的调整，因此也要限制饮水。其原则是量出为入，根据每日的尿量情况在医生的指导下每日摄入定量的水分，保证摄入和排泄的平衡。这样，在透析时主要是排出体内代谢产物和毒素，对水分可以少清除甚至不清除，从而最大限度地减少肾脏缺血，保护残存肾脏功能。血液透析每日液体摄入量应在前 1 日尿量的基础上加 500～750 毫升，腹膜透析患者则应再加上每日的超滤量。体重的监测对于透析患者控制水分出入也有重要意义，一般而言血液透析患者两次透析间期体重增加不得超过干体重的 5％。腹膜透析患者每日体重应该基本恒定。

对于尿量已经明显减少甚至于已经无尿的患者而言，限制饮水的好处是不言而喻的。首先是由于血液透析患者的血压主要仍然由身体内的水分多少而决定，控制水分的摄入能够更加有效地控制血压。其次是过多的水分会加重心脏负担，导致心脏功能衰竭，所以必须严格控制。更为重要的是，由于血液透析只能在相对固定的时间内进行，在短时间内如果清除过多的水分，极易发生低血压等并发症，严重影响治疗的安全，甚至危及患者生命。因此，对于完全无尿的患者，透析间期体重增加不应该超过透析前干体重的 5％，如果能够小于 3％ 更好。这样的控制程度下患者发生心力衰竭的概率降低，而且透析过程也更加安全顺利，非常有益于患者。

如何才能更好地控制水分摄入呢？平常进食时少吃稀饭、面条、汤类及水果，多食优质蛋白质以及干饭。每个人的饮水量可以不同，一般每天的水分摄入限制在尿量加上 500 毫升以内。夏天天热，大量出汗时水分摄入可稍放宽。

（彭　文）

112. 肾移植是一劳永逸的疗法吗

肾移植是目前尿毒症患者比较理想的替代治疗方法。与血液透析和腹膜透析相比较，肾移植可以更全面的替代肾脏功能。但人们对肾移植的认识还是存在误区。目前许多人认为肾移植是切除患者自身肾脏，在原来肾移植是将别人的肾取出，并且肾移植后就万事大吉了，不需要再服药，肾移植真的可以一劳永逸吗？当然不！

首先肾移植到患者右侧或左侧下腹部髂窝处，以替代患者已失去功能的肾

脏。通常只需要植入一个肾脏，患者原有的肾无需取出。其次肾移植术后，由于
机体对移植肾有着强烈的排斥作用，患者需要终身服用免疫抑制剂，即抗排异
药。免疫抑制剂可以使机体对移植来的肾排异降到最低水平，使别人的肾与患
者在体内和平相处。但免疫抑制剂的使用可引起机体免疫功能低下，容易诱发
细菌或真菌感染进而威胁患者健康。因此，肾移植术后患者需要重视感染问题。

感染是肾移植患者术后常见并发症，术后半年内由于免疫抑制剂用量较大，
患者免疫力极其低下，易造成各种感染，因此术后 3 个月需常规使用抗生素预防
感染。其次尽量不要去公共场所活动，减少和人接触；注意饮食卫生，避免不新
鲜和生冷的食品。再次需监测免疫抑制剂的血药浓度，调整用量，因为用量过
大，容易并发感染，用量过小，又容易产生排斥反应。

当闯过术后半年的排斥和感染的凶险难关后，肾移植患者基本可以恢复正
常生活。但肾移植患者需终身抗排异，因此患者需遵医嘱，不可自行停药；避免
过度劳累，规律作息；避免使用肾毒性药物，保持良好心态，做好长期战斗准备。

（彭　文）

饮｜食｜和｜保｜健｜

113. 得了慢性肾脏病为何需要营养治疗

　　肾脏是人体内具有排泄、代谢和内分泌功能的重要器官,在肾功能正常时,食物中蛋白质经过消化、吸收、分解,其中部分蛋白质、氨基酸被机体吸收利用,以维持人体正常的生理功能需要,还有一部分经过分解产生含氮的废物如尿素氮等,从肾脏排出体外。在有慢性肾脏病(CKD)时,肾脏排泄这些代谢废物的能力大大减退,于是蛋白质分解代谢的废物如尿素、肌酐、胍类等会蓄积在血中成为尿毒症毒素。当肾脏发生疾病或出现功能障碍时,则患者的膳食营养成分应随肾功能减退程度而进行调整,应使摄入的营养成分适应病肾的功能,从而延缓病情的发展与恶化,提高患者生命质量,减轻家庭及社会负担。因此,专科常规治疗与合理的营养治疗干预尤为重要。

　　营养治疗是慢性肾脏病一体化治疗的重要环节。营养治疗的目的在于:延缓肾衰的进展,推迟开始透析的时间;减少体内毒素,减轻患者症状,改善生活质量;纠正各种代谢紊乱,减少并发症;改善营养状况,提高患者生存率。CKD营养治疗的原则是:优质低蛋白饮食、保证足够的能量、低盐低脂饮食、低钾低磷饮食以及水分的控制。

　　慢性肾脏病患者普遍存在蛋白-热量-营养不良症状,营养不良可造成或加重CKD患者免疫功能低下、感染、贫血、心血管疾病、胃肠疾病等,随着营养不良的发生率逐渐上升,成为导致CKD患者不良预后的重要因素。而过多的蛋白摄入又会加重肾功能的恶化。因此,营养治疗对CKD患者是非常重要的,而营养治疗的核心是低蛋白饮食。

　　制订合理的低蛋白饮食谱的主要目的是在降低CKD患者机体不能排泄的废物过多集聚的同时,维持一个相对良好的营养状态,并尽可能改善尿毒症的有关症状。

　　低蛋白饮食的优点如下。①降低尿蛋白漏出,减慢肾功能恶化;②改善蛋白质的代谢,同时降低氮质血症;③改善代谢性酸中毒;④降低胰岛素的抵抗,并可改善糖代谢;⑤提高酶的活性,亦可改善脂代谢;⑥减低甲状旁腺功能亢进。同时,为满足CKD患者的营养需要,防止营养不良,就必须补充必需氨基酸或相应不含氮的前体(酮酸)。这样的饮食方案足以维持或者改善 CKD 的营养状况以及达到延缓肾脏病进展的目的。

（于　青）

—— 专家简介 ——

于　青

于青,医学博士、主任医师、硕士生导师,上海交通大学附属第一人民医院南院肾内科执行主任。

擅长原/继发性肾小球、肾小管间质疾病诊治,长期透析患者通路的建立及慢性并发症的临床与实验研究。

114. 肾脏病患者如何摄入足够能量

热量是指来自食物中的能量,足够的能量才能保证正常的生长发育和维持正常的体重。慢性肾脏病患者,无论透析与否,其能量消耗与正常健康人相似。因此,慢性肾脏病患者仍然需要摄入足够的能量,否则容易发生营养不良和体重丢失。

根据 KDOQI 推荐,60 岁以下的慢性肾脏病患者的能量摄入标准为 146.44 千焦/(千克·日);60 岁以上的慢性肾脏病患者为 125.52～146.44 千焦/(千克·日)。食物中的碳水化合物(葡萄糖和淀粉)、蛋白质、脂肪均可提供能量。目前已经认识到,低蛋白饮食有助于延缓慢性肾脏病进展。因此,慢性肾脏病患者在控制蛋白摄入的同时,要保证足够的能量供应,需要适当增加碳水化合物(如食用糖、蜂蜜等)和脂肪的摄入。碳水化合物摄入方面,如果条件允许,尽量选择经加工、已尽可能去除所含蛋白质的食材,如低蛋白大米和麦淀粉等作为主食。需要注意的是,糖尿病患者在增加碳水化合物摄入时,注意监测血糖水平,调整血糖控制方案。植物脂肪如植物油等,其中的饱和脂肪酸含量较少,同时钠、钾、磷含量较低,是作为增加脂肪摄入的较好选择。

如果条件允许,尽可能在营养师的帮助下,结合慢性肾脏病患者自身的饮食特点和饮食偏好,按照上述标准制订出个体化的每日三餐食谱,具体到每餐食材构成和烹饪方法等。在这方面,建议咨询临床营养科医师,请他们根据慢性肾脏病患者个人情况定制一日三餐的营养套餐方案以便选择。另外,慢性肾脏病患者需要定期到营养门诊随访,评估营养状况;若存在营养不良或者体重丢失,需要及时调整饮食摄入方案。

（杨　满　于　青）

115. 慢性肾脏病患者饮食注意事项有哪些

肾脏是人体重要的排泄器官，可通过尿液排出多余的水分和代谢废物。当肾脏功能受损时，水及代谢废物的排出相应受阻，如果饮食摄入不加以控制，更易使之加重。故慢性肾脏病患者的饮食调控在疾病的治疗中有着不可缺少的重要地位。慢性肾脏病患者的饮食主要需注意以下几个方面。

（1）水及盐（钠）的摄入：对大多数患者而言，都应遵循低钠饮食原则，严格控制钠盐的摄入，每日摄入的食盐量不宜超过 3 克。一般情况下，未透析患者，水分的摄入一般为前一天的尿量加 500～800 毫升，血透患者透析间期体重增加不超过干体重的 5%。而当患者出现明显的水肿或胸闷、气促等表现时，应进一步限制水及钠的摄入量。

（2）充足的热量：慢性肾脏病患者需要摄入足够的能量，确保避免体内必需的蛋白质为提供能量而被分解消耗。大多数人每天每千克体重至少需要 146.44 千焦的热量。其中，热量的主要来源于淀粉类食物（如米饭、面食）、脂肪（如食物油）、蛋白质（如蛋、奶、肉等）。

（3）根据肾功能确定蛋白质的摄入总量：蛋白质摄入后在体内最终代谢成为尿素、肌酐等含氮的物质，正常人可由肾脏排出。而肾功能受损的患者，蛋白质代谢产物排出受阻，需根据病情调整蛋白质的摄入水平。动物性蛋白（如蛋、奶、肉、鱼等）多为优质蛋白，在体内被利用的程度高于植物性蛋白，因此建议慢性肾脏病患者在蛋白质总量不变的前提下，适当的增加动物蛋白的摄入，提高蛋白质的利用度。对于未透析的患者，每日蛋白摄入量建议控制在 0.6～0.8 克/千克，但应避免过分限制蛋白摄入导致的营养不良；而进入透析阶段的患者，需适当增加蛋白质的摄入量，建议每日为 1.2 克/千克左右，注意摄入过多的蛋白质可能会出现高磷血症、高钾血症等。

（4）控制磷及钾的摄入，适当的补充维生素：由于肾脏功能的减退，磷无法正常随尿液排出体外。而各种食物中几乎都含有磷元素，故需要求患者限制食物中磷的摄入，如避免使用含磷高的食物，如蛋黄、肉汤、糙米、燕麦、坚果、动物内脏及各种含有添加剂的零食（肉干、饮料等）。

高钾血症也常见于慢性肾脏病患者。由于高钾血症容易诱发心脏疾病，危及生命,需高度重视。但含钾食物的摄入水平,需根据病情而定。未透析患者,若出现尿少、血钾较高时,需限制高钾食物的摄入;血透患者多容易出现高钾血症,而腹透患者较易表现为低钾血症。高钾的食物主要有香蕉、橙子、芒果、菠萝、红枣、坚果、菌菇、芹菜、菠菜、土豆等。

透析容易造成维生素的丢失,故需要及时补充维生素,尤其是水溶性维生素,如维生素 B、维生素 C、叶酸等。

(齐伟伟 于 青)

116. 有蛋白尿,平时该怎么控制饮食

对于肾脏病患者来说,应重视饮食合理性,因为饮食可以直接影响肾脏疾病的发展。我们对慢性肾脏病 3～5 期患者的饮食要求为"低盐、优质低蛋白"饮食。

首先来谈一下低盐饮食,这是肾脏病患者饮食治疗的基础,所有肾脏病患者都应注意。低盐饮食严格讲就是限制高钠食物摄入。

高钠食物有两大类:一是食盐、味精、酱油等调味品,若同时食用则应酌量减少;二是各种腌制食品,如各式咸菜、腊肉、腊鱼、板鸭、香肠等,此类食物低盐饮食时应禁食,至少是尽量少食用。市售低钠盐可以用来增加咸味,但其主要成分是氯化钾,有肾脏病时易导致高钾血症,危及生命,因此在食用前应咨询医生。各种天然新鲜食物含钠量都很低,因而只要少用盐、味精和酱油,低盐饮食是不难做到的。

食物蛋白质分为两类:一类为优质蛋白,能提供最完全的、比例适当的必需氨基酸,人体利用率高、代谢废物少,如蛋清、牛奶、牛肉、家禽、猪肉、鱼等动物蛋白;另一类为非优质蛋白,含必需氨基酸较少,如米、面、水果、豆类、蔬菜中的植物蛋白,过多摄入后会加重氮质血症。

肾脏病患者应采用优质蛋白饮食。不同食物中蛋白质的具体含量,需要查询食物成分表,合理饮食。必要时还需与营养师进一步沟通,共同制订健康食谱。

而海鲜、豆类、豆制品等并非完全不能食用,食用均需要适量,且需根据患者不同疾病情况确定用量。

(倪兆慧)

117. 未透析的尿毒症患者为什么要低蛋白饮食

未接受透析或肾移植的尿毒症患者，应该给予低蛋白饮食。蛋白质虽然是生命的物质基础，是必需营养素，但食物中的蛋白质摄入体内后，一部分被人体消化吸收，还有一部分经代谢后生成含氮废物，如尿素等，主要经肾脏排出体外。摄入蛋白质越多，蛋白质分解的"垃圾"必然增多，肾脏的负担也明显加重，并导致肾功能的进一步恶化。另一方面，透析前的尿毒症患者，肾脏排泄含氮废物的能力已大大减退，较多代谢产物蓄积在血液中，并由此产生毒素症状。因此，未透析的肾功能不全患者必须减少蛋白质的摄入，从而减少含氮废物的产生和蓄积，这样才能缓解各种毒素症状，如胃肠道不适、贫血、皮肤瘙痒等，同时也有助于保护残余肾功能及延缓慢性肾脏病进展。多年来的大量临床研究也证实，低蛋白饮食对于慢性肾脏病疗效确切，是非透析治疗的重要手段，已经成为慢性肾脏病非透析治疗的共识。

慢性肾脏病患者在选择蛋白质的时候，应选择优质蛋白为主，优质蛋白主要指动物蛋白，常见的有蛋、鱼、瘦肉、虾和乳制品等。

为了避免低蛋白饮食导致的营养不良，临床上可采用低蛋白饮食辅以 α 酮酸治疗。α 酮酸一方面可以提供必需氨基酸合成的原料，保证优质蛋白质的补充，避免营养不良；另一方面可以减少体内毒素生成，减轻临床症状，纠正内环境紊乱，从而减少并发症，延缓肾脏病进展，延迟进入透析治疗的时间，提高慢性肾脏病患者的生活质量和寿命。

（方　艺）

118. 肾脏病患者能吃豆制品吗

慢性肾脏病患者，尤其是伴有肾功能不全患者需要控制蛋白质的摄入量，其中优质蛋白的比例应超过 50%，不建议摄入过多的植物蛋白。多数医生和患者认为豆制品也不能吃，这一观点是否正确？

大豆蛋白属于植物蛋白的一种，但它的营养价值却远远高于一般的植物蛋白。大豆中蛋白质含量高达 40% 左右，氨基酸的组成也较为全面，含有人体所必需的 8 种氨基酸，属高质量蛋白。其蛋白质含量和质量远远高于小米、大米、面粉等植物蛋白，也比一般的猪肉、牛肉蛋白含量高。大豆蛋白的组氨酸含量也较高,后者是儿童必需的氨基酸之一。除含有较高比例的优质蛋白质外,大豆中的脂肪含量也接近 18%～22%,其中不饱和脂肪酸占 85% 左右,包括亚油酸、亚麻酸、花生四烯酸 3 种人体必需脂肪酸,不含胆固醇。大豆中含有 1.2%～3.2% 磷脂,主要有磷脂酰胆碱(俗称卵磷脂)、磷脂酰肌醇(俗称肌醇磷脂)、磷脂酰乙醇胺(俗称脑磷脂)和磷脂酰丝氨酸。此外,大豆还含有蛋白酶抑制物,皂苷、植物血凝素、植酸、异黄酮等营养因子,对预防肿瘤和心血管疾病也有一定的作用;其丰富的膳食纤维成分有助于软化粪便、降低血清胆固醇,从而促进代谢废物从肠道排泄,在一定程度上也有助于减少慢性肾脏病患者心脑血管事件发生。

目前并无数据提示慢性肾脏病患者摄入大豆蛋白的危害性,相反大豆蛋白是高生物价的优质蛋白,大豆蛋白及大豆异黄酮还具有降血脂、抗氧化、抗肿瘤等作用,这些对延缓肾功能进展、减少肾脏病的并发症无疑是有帮助的。正确的做法并不是不吃豆制品,而是限制豆制品的摄入总量,并选择大豆成分为主的豆制品。

(方　艺)

119. 透析了还需要控制蛋白质的摄入吗

透析患者除需要满足机体正常新陈代谢所需的蛋白质外,还应额外补充透析过程中丢失的蛋白质。一次 4 小时的血液透析会丢失蛋白质 5～10 克,腹膜透析患者的丢失量可高达每日 10～15 克。

那么已经开始透析治疗的患者还需要控制蛋白质摄入吗? 答案是肯定的。透析只是部分替代了肾脏的功能,所以透析的作用也是有限的,当蛋白质摄入量超过透析的工作量时,过多的蛋白质同样会增加肾脏负担,加重磷、肌酐、尿素氮等代谢废物和尿毒症毒素在体内的蓄积,并促使残余肾功能丢失,进一步加重病情。根据慢性肾脏病蛋白质营养治疗共识,血液透析患者每人每日蛋白质摄入量应为 1.2 克/千克,腹膜透析患者应为 1.2～1.3 克/千克。

在一些特殊情况下,如合并感染、接受大手术时,由于应激情况下机体分解代谢增强,或发生腹膜透析相关性腹膜炎时,由于炎症状态下腹膜通透性增加导致每日从腹膜透析液中丢失的蛋白质增加 50%～100%,因此在短期内需增加蛋白质和能量摄入,以避免负氮平衡的发生,同时有助于患者感染的控制和创伤后的康复。

(方　艺)

120. 得了糖尿病肾病如何合理摄入碳水化合物

饮食是治疗糖尿病肾病极其重要、不可或缺的手段。糖尿病肾病患者的饮食控制应当从热量的总摄入量、热量组成和分配比例等环节着手。

首先应当根据患者身高体重计算出标准体重[身高(厘米)－105](千克)，然后根据患者工作的性质计算出每日所需总能量。由于大部分肾脏病患者都要求忌劳累，以轻体力劳动最为多见，因此每日每千克标准体重所需能量为 125.52 千焦。

热量的组成包括碳水化合物、脂肪和蛋白质，其分配比例一般为：55％～65％来自碳水化合物，20％～25％来自脂肪，15％～20％来自蛋白质。碳水化合物对控制总能量最为重要，主食中如米、面等都含有丰富的碳水化合物，是人体中不可缺少的重要营养素，是供给热能和蛋白质最经济和最迅速的来源，因此对糖尿病患者的主食不要限制过低。如果对糖尿病患者主食限制过低，使患者处于半饥饿状态，病情反而不能满意控制。其原因是因为当碳水化合物摄入过少时，体内脂肪和蛋白质会代偿性分解增加从而导致酮体产生增多，容易引起酮症酸中毒。由此可见，一些所谓的"糖尿病患者主食摄入越少越好"的说法是不正确的。

同时，严格的血糖控制对于延缓糖尿病肾病进展、减少糖尿病相关并发症也尤为关键。通常建议糖尿病肾病患者选择升糖指数低的碳水化合物作为能量的补充品，尽量避免摄入精细加工后的碳水化合物。例如在主食的选择方面最好选择粗粮如玉米面、荞麦面、燕麦面，避免进食精细加工的食物如精粉馒头、米糊、粥等，同时提倡患者增加膳食纤维的摄入。膳食纤维(纤维素)虽然也是一种多糖类的碳水化合物，但不能被人体吸收，因此不能为人体产生热量。尽管膳食纤维不能被人体吸收利用，但从糖尿病患者血糖控制的角度而言，却有很多益处。膳食纤维的优点如下。①降低血糖：尤其是餐后血糖，膳食纤维在胃肠道内可和淀粉等碳水化合物交织在一起，延缓其消化吸收。②降脂作用：能减少肠道对胆固醇的吸收，促进胆汁的排泄，降低血胆固醇水平，可预防冠心病和胆结石的发生。③控制体重：膳食纤维在胃肠中吸水膨胀产生饱腹感，不容易饥饿，膳食纤维本身又不产生热能，因此有利于糖尿病患者控制饮食，减轻体重。④通便解毒作用：能促进肠道蠕动，并软化大便，解除便秘。还能吸收肠道内的有毒物，使其迅速排出体外，这一点对于肾功能不全患者尤为有益。

（方　艺）

121. 得了糖尿病肾病需要低盐饮食吗

盐的摄入量过高会加重肾脏的负担,使肾脏血管发生病理性改变,进一步加速肾脏功能减退。因此,糖尿病肾病患者应进行低盐饮食。

我国推荐健康人每日吃盐总量不能超过 6 克,糖尿病非高血压患者每日摄入盐量应在 5 克以下,糖尿病肾病患者不超过 3 克,如病情加重则限制更严,每日进盐量不应超过 1 克。

这个摄入标准无疑会让菜肴淡一些,没有味道,特别是对于"口重"的人来说,饭菜确实有点难以下咽,容易造成食欲下降,影响营养的吸收。此时,就要在烹调方法上"动脑筋",来改善菜肴的味道。在烹调时可以利用蘑菇、紫菜、香菜等本身的天然香味制作一些食物或作为添加剂改善食物味道,或利用蔬菜辣酸的口感刺激舌的味蕾,增进食欲。推荐菜肴:西红柿炒鸡蛋、番茄菜花、肉丝炒柿椒、蘑菇烧肉。在食物中加入香醋、芝麻酱等来调味,达到可少放盐的目的。推荐菜肴:醋熘白菜、醋熘土豆丝。

除盐外,需要控制味精、咸菜、酱油、酱等含钠高的食物。许多食物中都隐含了很多钠,例如:含盐的调味品像酱油、烧烤酱;许多罐头食品和冷藏食品;加工的肉类如火腿、腊肉、熏肠及冷切食品;像烤土豆片等含钠高的零食;餐馆和外卖的食物;罐装鸡、肉汤等。

(牛建英)

—— 专家简介 ——

牛建英

牛建英,主任医师、硕士研究生导师,复旦大学附属上海市第五人民医院肾内科主任,美国梅奥诊所访问学者,上海市闵行区领军人才。

上海市闵行区女医师协会会长,上海市医学会肾脏病专科分会委员,上海市中西医结合学会肾脏病专业委员会委员,华东地区肾脏病协作委员会委员。

122. 有高血钾应避免食用哪些食物

一般而言,血清中的钾离子浓度超过 5.5 毫摩/升(正常为 3.5～5.5 毫摩/升)即可诊断为高血钾。高血钾主要引起神经、肌肉及心脏的症状,心电图有典型改变。血钾过高可引起死亡，故属于内科急症，应及早发现，及早治疗。除溶血、酸中毒、白细胞增多、血小板增多所致细胞内钾外移以外，血钾浓度能反映体内钾总量的多少。肾脏有较强的排钾功能，只要肾功能良好，一般不容易发生高钾血症。但肾脏病患者的肾脏对钾的排泄功能降低，因此应适当限制含钾高的食物，每日应小于 1 500～2 000 毫克。

　　一旦出现高血钾，应避免食用含钾高的食物，包括：哈密瓜、香蕉、青枣、苹果、橘子、柠檬、杏、梅、花生、瓜子、葡萄干、紫菜、蘑菇、干枣、百合、胡萝卜、南瓜、菜花、油菜等，各种肉类和粗粮也要适当限制。坊间流行的健康食品及中药补品、有机蔬菜、养生菌菇也大多是高钾食物。

　　另外需注意，钾离子易溶于水，普遍存在于各类食物中，蔬菜切小片以热水烫过捞起，再以油炒或油拌可减少钾的摄取量。食物经煮熟后，钾会流失于汤汁中故勿食汤汁。另市售低钠或薄盐酱油，或半盐、低盐食品等，含钾量高也不宜任意选用。另外，含钾高的食物可以通过冷冻、加水浸泡或弃去汤汁以减少钾的含量。

（牛建英）

123. 肾脏病患者适合吃低钠盐吗

　　近来网络上流传着一种说法，指出"低钠盐"就是"送命盐"。那么真相真的是这样吗？

　　为了明确这个问题，首先我们要清楚，什么是低钠盐呢？我们都知道，"盐"一般是指"氯化钠"，"氯化钠"中的"钠"低了，需要用什么补齐呢？答案就是"钾"。换言之，"低钠盐"，就是"高钾盐"。那么为什么需要吃低钠盐呢？减少钠的摄入，是高血压患者控制血压的基本手段。然而由于中国人群饮食习惯偏咸，"减钠"往往难以做到。因此，低钠盐的问世能够做到"减盐不减咸"，对于控制饮食中钠的摄入、防治高血压起到了积极的作用。

　　然而，所有人都适合吃低钠盐吗？答案显然是否定的。低钠盐虽然好处多多，但并非所有人都适合。这是由于"钾"主要由肾脏排泄，对于严重肾功能不全的患者，"钾"的排泄功能障碍，多摄入的钾排不出去，从而导致"高钾血症"。"高钾血症"可能导致心律失常甚至心搏骤停，严重时可导致患者死亡。

　　因此，对于严重肾功能不全的患者，并不适合吃"低钠盐"。

（倪兆慧）

124. 慢性肾炎患者饮水要限制吗

根据患者病情的不同，有所差异。因肾盂肾炎是由细菌直接感染而引起的泌尿道炎症，所以对于此类患者应鼓励多喝水，增加排尿量。患者如无明显浮肿、高血压、尿少、心脏扩大和充血性心力衰竭，可不必过多限制水的摄入量。水肿者控制饮水量一般保证日需量即可，一般总入量为 800～1 500 毫升。当然，在肾炎患者水肿的时候要节制喝水，在水肿完全消退后，基本就可以正常饮食了。

对于肾炎患者能否多喝水的问题，不能简单地评定是多喝好还是少喝好。应根据实际需要，如果觉得口渴应快速补充水分，如果这时候长时间缺水对肾脏不好，如果不渴就不要喝水，这样不会对肾脏增加负担，如果不渴而强喝水，多余的水分需要肾脏功能排出去，对本身就虚弱的肾脏更增加了负担。同样对肾脏的恢复不利。所以肾炎患者对于饮水问题不必过分在意，只要把握适度的原则就可以了。

（邓跃毅）

125. 慢性肾功能衰竭患者为何提倡选用麦淀粉

低蛋白麦淀粉饮食兴起于 20 世纪 60 年代，20 世纪 70 年代便在国内逐渐推广。麦淀粉是面粉抽去蛋白质后的制品，含植物蛋白极低，每 100 克含蛋白质仅 0.25～0.6 克，但却可提供 1.47 千焦的能量。因其含蛋白少，产生热量高，符合慢性肾衰患者优质低蛋白高热量的饮食原则，因此许多学者主张慢性肾衰尿毒症患者服用麦淀粉，以代替部分大米、面粉作为主食来满足能量的需要，把节约的蛋白质用高生物价蛋白质食品补充。实践证明，麦淀粉疗法可促使体内氨合成非必需氨基酸；使尿素生成减少，血中尿素氮下降，氮平衡得到改善，有助于症状的缓解。另外，患者在日常膳食中，尚可尽量选择含蛋白质低的淀粉食品如马铃薯、白薯、玉米淀粉、芋头、山药、藕粉、荸荠粉等作为主食。据分析，大米饭每 100 克含蛋白质 2.6 克，标准面粉每 100 克含蛋白质 11.2 克，挂面每 100 克含蛋白质 10.1 克，方便面每 100 克含蛋白质 9.5 克，苦荞麦粉每 100 克含蛋白质 9.7 克，等等，肾功能衰竭患者不宜多食。

（邓跃毅）

126. 何为限磷饮食

钙磷代谢紊乱是慢性肾脏病患者常见的并发症之一,由于肾功能衰竭引起的维生素 D 缺乏、磷排泄减少等多种机制导致低钙高磷血症,是慢性肾脏病患者最常见的钙磷紊乱表现。目前医学界对于应用药物调节钙磷代谢所带来的益处与否甚或继发损害仍存在较大争论,所以对于患者来说,通过控制饮食中的磷摄入来降低血磷含量不失为一个稳妥的方法。

磷的主要来源是饮食,因此控制饮食中磷的摄入对预防和治疗高磷非常重要。中华医学会肾脏病学分会建议慢性肾脏病(CKD)患者血磷超过目标值要限制饮食磷摄入(800～1 000 毫克/日)。那么,我们应该如何做到限制饮食中磷的摄入呢?

(1) 限制蛋白质的摄入总量:由于有机磷主要是与蛋白质结合并分布于细胞内,所以富含蛋白质的食物往往含磷也高。但是过度限制饮食中蛋白质摄入以降低血磷,很可能抵消降磷带来的益处。因此,蛋白质摄入和磷的摄入之间必须达到平衡,有研究报道,低蛋白[0.8 克/(千克·日)]、低磷饮食(500 毫克/日)加复方 α 酮酸治疗可以有效降低血磷,而不会引起营养不良。

(2) 选择适当的蛋白质种类与来源:动物来源的食物如猪肉、家禽和鱼的磷含量都很高,而且其有机磷吸收率是 40％～60％,而植物中的磷在人类肠道中的吸收率很低。我们可以通过选择食物成分表中蛋白含量高而磷含量低的食物(如蛋清),以达到既保证营养平衡又不增加磷负荷的目的。故而肾脏病患者可以选择用蛋清代替肉类食物以达到降低血磷而又摄入优质蛋白的目的。

(3) 限制含磷的食物添加剂和某些高磷食物的摄入:食品添加剂在日常生活中广泛使用,而磷是食物制品中防腐剂和添加剂的主要成分之一,通常以磷酸盐形式存在,而磷酸盐几乎存在于所有的饮料中,且易于吸收,所以慢性肾脏病患者应特别注意限制各种饮料。各种食品添加剂中的磷是无机磷,未与蛋白质结合,90％的无机磷可被肠道吸收。常见的含有无机磷的食物来源包括:某些饮料、加工过的肉制品、速食品、快餐、速溶食物、奶酪及冷冻的烘烤食品等。因此,避免摄入含磷添加剂也是降低血磷水平的重要手段。

(4) 磷结合剂治疗(减少磷经胃肠道吸收):对晚期慢性肾脏病患者而言,限磷饮食及透析治疗往往不足以控制血磷水平,需使用磷结合剂控制血磷水平。

(邓跃毅)

127. 高胆固醇食物有哪些

随着社会经济发展，人们生活水平的提高，高脂血症成为威胁健康的常见因素。我们应当重视高脂血症的诊断和防治。定期检查血脂，了解自己的身体状态，适时调治就能及时控制。血脂检查的项目主要有四项：总胆固醇(TC)、三酰甘油(T 克)、低密度脂蛋白(LDL)、高密度脂蛋白(HDL)。其中，血中 HDL 浓度越低，其余三项越高，患动脉粥样硬化的危险就越大。如果首次检查血脂异常，宜复查禁食 12～14 小时的血脂，有两次的指标异常，才能诊断为高脂血症。

虽然血脂过高对发生脑血管病的危急性还不一定，但由于血脂过高导致动脉内膜脂质沉着，可加速形成动脉粥样硬化这一事实，可以认为血脂过高与中风的发生是有关的。血脂过高就是指血液中一种或多种脂质成分的异常增加。现代研究证实，摄入高脂肪和高胆固醇饮食会诱发动脉粥样硬化，在一部分有遗传性脂质代谢缺陷的人中表现比较明显，这些人由于难以根除血循环中过多的中性脂肪和胆固醇，或者体内产生过多引起血液中胆固醇和三酰甘油浓度升高。

高脂血症患者首先要控制饮食，控制摄入量，增加消耗，使体重逐渐恢复到标准体重。饮食要以低脂、适量蛋白质的食物为宜，少食动物内脏及一些含胆固醇高的食物。减少食入肥肉、黄油、鸡蛋，增加家常食物、瘦肉、鱼。能使人的血清胆固醇平均含量明显降低。多吃新鲜绿色蔬菜和水果及含碘丰富的食物(如海带、紫菜等)，可防止动脉硬化的发生、发展。多吃含纤维素高的蔬菜(或芹菜、韭菜等)，少吃盐和糖。每餐饮食要适当，不宜暴饮暴食，忌烟、酒。积极治疗原发病，如糖尿病、胆结石等，加强体育锻炼。对于顽固而严重的高脂血症，可在医生的指导下，适当给予药物治疗。

常见富含胆固醇的食物，如猪肾、猪肝、鸡肝、虾皮、鲜蟹黄、鹌鹑蛋、羊肉、松花蛋、咸鸭蛋、鸭蛋黄、鸡蛋黄、猪脑，这些动物类食物每 100 克中胆固醇含量都在 300 毫克以上，特别是后三者每 100 克中胆固醇含量均超过 1 500 毫克。高三酰甘油患者应少食动物性脂肪，另外要少食甜食，因为进食大量糖类，能增强与脂肪合成相关的各种酶的活性，从而使脂肪合成增加，加重高脂血症。

(1) 胆固醇含量高的食物(括号内是每 100 克食物中含有的胆固醇毫克数)列举如下。

1) 动物脑含量最高：如猪脑(3 100 毫克)、牛脑(2 670 毫克)、羊脑(2 099 毫克)。

2）禽蛋黄：如咸鸭蛋黄（2 110 毫克）、鸡蛋黄（1 705 毫克）、鹌鹑蛋黄（1 674 毫克）、松花蛋黄（1 132 毫克）。

3）禽蛋蛋白、动物肝(肾、肺)脏和一些水产品，含量也较多。如鹅蛋、鸭蛋、松花蛋、鹌鹑蛋、鸡蛋的蛋白，猪肝、猪肾、猪肺、鸡肝、鸭肝，虾皮、小虾米、蟹黄、蟹子、鱼子、墨斗鱼(乌贼)、鱿鱼、蚬、蚶肉。

（2）含中等量胆固醇的食物：猪心、猪舌、猪肥肉、猪肚、猪大肠、猪肉松、腊肠、肥牛肉、猪排骨、鸡肉、猪夹心肉、鸭肉、红肠、花鲢、青鱼、冰淇淋等。

（3）含低量胆固醇的食物：瘦肉、兔肉、黄鱼、带鱼、去皮鸡肉、鲤鱼、鳝丝、方火腿、白色鱼肉、海蜇皮、牛奶、海参等。

（邓跃毅）

128. 慢性肾脏病患者应补充哪些维生素

维生素是人体生长发育及其他生命活动中的重要营养物质，虽然人体每日的需要量很小，但也不可或缺。大多数维生素不能在体内合成，依赖从饮食中摄取。维生素可分为水溶性和脂溶性两大类。前者包括维生素 B 族、维生素 C 以及叶酸、核黄素等，后者有维生素 A、维生素 D、维生素 E 和维生素 K。

肾脏参与多种维生素的代谢。因此，肾脏疾病或相关的治疗，都会影响维生素的需求和代谢。另外，肾脏病患者常有厌食，可能导致维生素摄入不足。某些治疗肾脏病的药物会干扰维生素的吸收、排泄和代谢，透析治疗也会造成水溶性维生素的丢失。因此，肾脏病患者容易缺乏维生素 C、维生素 B 族、叶酸等水溶性维生素，故慢性肾脏病患者，尤其是长期透析或者体内存在慢性炎症者，一般需适当补充水溶性维生素，如叶酸、维生素 B 族和维生素 C。但也不宜过量，如过量补充维生素 C 会引起其代谢产物草酸盐在体内蓄积，易致草酸盐结石，进一步损害肾脏，也增加血管病变的机会。

慢性肾脏病患者一般不需补充维生素 A 和维生素 K，补充不当反而容易导致其在体内积聚，造成一定的副作用。

肾脏是合成活性维生素 D 的场所，慢性肾脏疾病患者普遍存在维生素 D 缺乏，因此多数慢性肾脏病患者需补充维生素 D，尤其是肾功能已经严重受损者。但过量补充维生素 D 易造成高钙血症，影响慢性肾脏病患者的骨代谢和心血管功能，可向专科医生请教。

（傅辰生）

—— 专家简介 ——
傅辰生

傅辰生，医学博士、副主任医师，复旦大学附属华东医院肾内科副主任，上海市医学会肾脏病专科分会青年委员。擅长高尿酸血症和痛风的综合防治，高血压个体化降压（尤其是肾脏病及透析相关难治性高血压），肾功能保护及肾功能衰竭防治。

129. 得了肾脏病需要戒烟吗

吸烟对人体有多方面的危害，除了可增加恶性肿瘤发生率，损害肺功能和引起动脉粥样硬化以外，吸烟还可以引起和加重肾脏损伤，特别是对于原先就有肾脏病的患者，吸烟的危害更大。

吸烟会导致血压升高，即使血压正常的人吸烟后不久，其血压也显著升高，而高血压是引起和加重肾脏损伤的重要危险因素。

吸烟增加肾脏血管的阻力，增加血液中某些可能会导致血管收缩的物质的含量，这些物质都对肾脏都有损伤作用。吸烟对血管内皮细胞有明显的损害作用，尤其对患有糖尿病和高血压的人。在人体和动物中进行的研究都发现，吸入尼古丁后尿液中常出现蛋白尿。对 2 型糖尿病患者进行的研究显示，吸烟者肾脏功能下降的速度要比非吸烟者快得多，而戒烟可减缓发展至肾衰的速度。

吸烟不仅引起肺癌，也增加肾癌和其他泌尿系统癌症的发生率，有报道重度吸烟者患膀胱癌的危险性可增加 4.7～7.9 倍，而戒烟 10 年以上者可降低危险性 30%。

肾脏病患者由于蛋白尿丢失和长期应用免疫抑制剂，容易合并各种感染，感染是威胁慢性肾脏病患者生命的常见疾病，而吸烟增加呼吸道感染的风险。

因此，无论您有无肾脏疾病，都应该戒烟，若您已经有肾脏疾病，就应该尽快戒烟，切勿掉以轻心。

（叶志斌）

—— 专家简介 ——
叶志斌

叶志斌，主任医师、博士生导师，复旦大学附属华东医院肾内科主任，上海市医学会肾脏病专科分会委员。

擅长各种急慢性肾小球肾炎、高血压、糖尿病肾病、痛风、风湿病及慢性肾功能不全的诊治。

130. 慢性肾脏病患者可以饮酒吗

已有多项研究证实,适度饮酒可降低心脑血管疾病、2 型糖尿病及胆结石等疾病的发生率和死亡率。慢性肾脏病患者到底能不能饮酒呢？有学者研究发现,适量饮酒也可以减少慢性肾脏病患者的心血管疾病风险,还可减少正常人罹患肾脏病的风险。当然,前提是适量,而且最好是红酒。

饮酒过量伤身也伤肾,因为过量饮酒不但可引起机体水、电解质代谢紊乱和酸碱平衡失调,而且影响机体的氮平衡,增加蛋白质的分解和血液中尿素氮含量,加重肾脏负担。过量饮酒会导致心肌收缩力下降,引起血管收缩,增加心脏病发作、中风和高血压的风险,还会引起高脂血症、动脉粥样硬化、高尿酸血症,甚至痛风发生。过量饮酒还损害人体防卫机制,引起机体免疫系统紊乱。这些饮酒引起的全身危害,可间接伤害肾脏和促进慢性肾脏病的进展。长期大量饮酒不可避免地会导致肝脏损伤和胃肠道疾病,而肾脏病患者由于疾病本身和用药的缘故,本身就比较容易患消化道疾病,一旦饮酒引起肝脏或胃肠道疾病,势必会影响肾脏病的治疗。除此之外,酒精可降低药效或与药物中和,导致发生药物不良反应,使慢性肾脏病患者的用药安全受到威胁。

因此,慢性肾脏病患者需限制饮酒,特别是合并高血压、糖尿病、高血脂、高尿酸血症、冠心病时,更要严格控制饮酒量。

（张晓丽）

—— 专家简介 ——

张晓丽

张晓丽,医学博士,复旦大学附属华东医院肾内科副主任医师、硕士生导师。

擅长肾炎、尿路感染、高尿酸血症和痛风、高血压和糖尿病肾病,尤其是老年缺血性肾脏病及肾功能不全的一体化治疗。

131. 慢性肾小球肾炎患者可以正常工作和学习吗

一般来说,慢性肾小球肾炎患者是可以参加工作和学习的,但也要根据具体情况而定。

如果刚刚发病，出现中度以上的蛋白尿、血尿、高血压、水肿等临床症状，即使症状不重也最好以休息为主，尤其是在应用大剂量激素和免疫抑制剂治疗的情况下，更应该避免频繁暴露于公共场所与他人接触，避免因熬夜等高强度的工作和学习而劳累，因为在这段时间里机体的免疫力因疾病和药物的影响被降至很低水平，工作疲劳易致病毒和细菌感染，增加血压控制难度，进而损伤肾脏。

如果慢性肾炎患者病情较轻，或者在经过治疗后病情得到良好控制，水肿消退，血压控制良好，尿蛋白持续较少，肾功能稳定，激素和免疫抑制剂也开始逐步减量，此时可参加一些轻松的工作和学习。慢性肾炎病情容易反复，而感染是最常见的诱因，故应避免过重的体力劳动，且时间上也要缩短，不能熬夜，工作和学习的环境要适宜。若病情进一步好转并稳定，已停用或仅用极少剂量激素和免疫抑制剂，在这种情况下可考虑正常上班和上学，但仍要避免加班熬夜，保证充足的睡眠，避免剧烈运动，可适当参加一些轻度的体育锻炼，增强机体防病抗病的能力。

总之，慢性肾小球肾炎患者在疾病初期尽量以休息为主，病情好转后可以参加工作和学习，这对增强战胜疾病信心和减少心理压力都很有好处，但要注意不能劳累，避免感冒、炎症、高血压等加重肾脏损害的因素，工作和学习要有规律，戒除熬夜、烟酒等不良生活习惯，保持良好的心情。

（陆轶君）

—— 专家简介 ——

陆轶君

陆轶君，医学硕士，复旦大学附属华东医院肾内科副主任医师。擅长各种常见慢性肾脏病的诊治。

中医眼中的肾脏病

132. 中医所讲的肾阴与肾阳是什么

中医认为，肾为先天之本，主要功能为藏精、主水和主纳气。肾中精气主要的生理作用为促进机体的生长发育和逐步具备生殖能力，分为肾精和肾气两部分，肾精是肾气的物质基础，肾气是肾精的功能表现。从阴阳属性来分，精为阴，气为阳，所以称肾精为肾阴，为人体阴液之根本；肾气为肾阳，为人体阳气之根本。肾精是肾脏所藏之精，分先天之精和后天之精，先天之精受于父母，主生育繁衍后代；后天之精由脏腑化生水谷精微而成，藏之于肾，并滋养先天之精，主生长发育。肾气是指肾精所化生的气，是由肾阳蒸化肾阴而产生的，多指肾脏的正常的生理活动。正如肾中精气一样，肾阳不仅代表肾脏正常的生理活动，而且由于肾为先天之本，肾阳为体内阳气的根本，肾阳可为其他脏器的生理功能提供动力。而肾阴，是肾阳功能活动的物质基础，为人体阴液的根本，对各脏腑组织起着濡润、滋养的作用。肾中阴阳有赖于肾中精气的充沛。从临床来看，肾精与肾阴、肾气与肾阳的概念一致。

阴阳是代表对立统一的两个方面，肾阴和肾阳是机体各脏腑阴阳的根本，两者相互依存、相互制约、相互为用，维持着机体内部阴阳的相对平衡。若这种平衡被打破又不能自行恢复时即形成肾阴虚和肾阳虚。如肾阳虚可出现形寒肢冷、精神萎靡、腰膝冷痛、尿失禁或水肿等症；肾阴虚可出现手足心热、潮热盗汗、眩晕耳鸣或遗精等症。临床上，肾阴虚的患者会出现阳气的偏盛，机体呈现阴虚火旺之象；而肾阳虚的患者则会出现阴气偏盛，机体呈现虚寒之象。如果肾虚无明显寒热偏象的话，一般以"肾气虚"或"肾精亏损"进行描述。由于肾中阴阳有赖于肾中精气的充沛，而且肾中阴阳可以互根互用。肾阴虚到一定程度可累及肾阳，肾阳虚到一定程度也可伤及肾阴，导致肾的阴阳两虚证，此即"阴阳互损"。

（林 攀 袁 敏 丁小强）

133. 慢性肾脏病的中医病机是什么

慢性肾脏病（CKD）并非独立的疾病，是各种肾脏疾病导致肾功能障碍的临床统称。根据肾小球滤过率(GFR)可将慢性肾脏病分为 5 期,当 CKD 患者发展为 5 期时,需要进行肾脏替代治疗。可根据不同的临床表现类似于中医的"水肿""癃闭""关格""虚劳"等疾病。慢性肾脏病病程较长,病邪迁延日久,损伤正气,患者表现为脾肾气虚或脾肾阳虚,正气不固,患者容易感受外邪,导致湿浊、瘀血产生。因此,本病的病机为脾肾衰败,湿浊水毒瘀血产生。临床表现为尿素氮、肌酐等代谢产物潴留。湿浊水毒内停,还能蒙蔽心窍,导致临床危象的发生。因此,临床可根据辨证选择方药,如为脾肾阳虚,则为真武汤加实脾饮加减。如出现临床危象,需以生脉散加参附龙牡救逆汤加减。如以邪实为重,则以香砂六君子汤温化脾胃湿浊或以黄连温胆汤应对脾胃湿热之邪。如果水湿不限于脾胃,呈泛滥之势,则以五苓散、五皮饮治疗。如有瘀血,可给予血府逐瘀汤或桂枝茯苓丸加减。

慢性肾脏病病程较长,病邪迁延日久,损伤正气,患者表现为脾肾气虚或脾肾阳虚,正气不固,患者容易感受外邪,导致湿浊、瘀血产生。因此,本病的病机为脾肾衰败,湿浊水毒淤血产生。湿痰瘀为病理产物,也为致病因素。研究发现,中医的瘀血证与肾小球的不断硬化可加重肾脏的纤维化,因此通过祛湿、化痰、活血可延缓肾脏病的进展。

(牟　姗)

134. 如何从中医"心肾不交"理论解释慢性肾脏病的发生与发展

正常生理情况下心阳可以温肾水,而肾阴可以养心火,慢性肾脏病病程较长,病邪迁延日久,损伤正气,患者表现为脾肾气虚或脾肾阳虚,阳虚日久可损及阴液,若肾阴不足,心火亢盛,则为心肾不交。临床表现为失眠、心悸怔忡、心烦、腰膝酸软及男子梦遗、女子梦交等。

此病主要由于外伤、久病或劳欲过度损伤肾阴,临床上慢性肾脏病病程较长,容易损伤肾阴,则肾阴不能上济于心,导致心火亢盛。肾藏水精,若肾体受损,肾阳受伤,命火不足,相火不发,不能蒸精化液生髓,久则髓虚不能生血,导致水火失济则血少不能上奉于心;心体失养,心阳亏乏,心气内脱,心动无力,血行不畅,瘀结于心而成心力衰竭或心包络病变。

慢性肾脏病患者晚期往往会发生心力衰竭,而心力衰竭往往是慢性肾脏病患者死亡的主要原因。因此,在治疗慢性肾脏病时应重视心脏的防护。

(张昕贤)

张昕贤,医学博士,上海中医药大学附属曙光医院肾脏病科副主任,副主任医师。中国中西医结合学会肾脏病分会青年委员,上海市中医药学会肾病分会秘书,海派名医童少伯学术思想继承人。

擅长中西医结合诊治慢性肾功能衰竭、痛风性肾脏病、糖尿病肾病、高血压肾病、膜性肾病、慢性肾炎蛋白尿等。

135. 慢性肾衰竭患者为何常常出现"痰瘀互结"

慢性肾脏病(CKD)是由于先天性或者后天性多种病因造成肾脏结构或功能的损害,通常都有三个月以上的病史,慢性肾衰竭就是慢性肾脏病的晚期表现。慢性肾脏病并非独立的疾病,是各种肾脏疾病导致肾功能障碍的临床统称。根据 GFR 可将慢性肾脏病分为 5 期,当 CKD 患者发展为第 5 期时,需要进行肾脏替代治疗。可根据不同的临床表现类似于中医的"水肿""癃闭""关格""虚劳"等疾病。

慢性肾脏病病程较长,病邪迁延日久,损伤正气,患者表现为脾肾气虚或脾肾阳虚,脾失运化、肾失气化,水湿内停,凝结为痰,气血运行失和,病久成瘀。因此本病的病机为脾肾衰败,湿浊水毒瘀血产生。慢性肾脏病晚期患者肾脏的病理改变可出现肾小球硬化和间质的纤维化。痰瘀本是两个不同的病理产物,但往往相兼为患,痰瘀互结,形成微癥积,促进肾脏纤维化。因此,活血化瘀当贯穿慢性肾脏病治疗始终,在慢性肾脏病晚期更需加强化瘀散结。

(张昕贤)

136. 中西医如何解释肾病综合征

西医学认为,肾病综合征并非某种疾病,而是一类临床症候群;临床表现为大量蛋白尿(24 小时尿蛋白＞3.5 克)、低蛋白血症(血浆白蛋白低于 30 克/升)、水肿和高脂血症,其中大量蛋白尿和低蛋白血症为诊断必需条件。其发病机制为滤过膜的屏障受损导致大量蛋白尿进入原尿超过近曲小管的重吸收能力。同时蛋白丢失增加也是低蛋白血症的主要原因。低蛋白血症导致血浆胶体渗透压下降，使血管腔内水分进入组织间隙，形成水肿。

中医学认为，肾病综合征属于中医学"水肿""虚劳"等范畴，病因多从劳伤纵欲、先天禀赋不足、久病伤正和感受外邪入手。中医认为，肾病综合征是由于外邪或内伤导致脾肾亏虚，脾虚则生化不足；肾虚则失固摄，精微物质外泄（蛋白尿）。且脾肾为水液代谢器官，脾肾亏虚则水液代谢紊乱致水液溢于肌肤发为水肿。本病特点为虚中夹实，虚为脾肾正气亏虚，实为水湿瘀血停滞。中医辨证分为脾肾气虚证、脾肾阳虚证、湿热证及瘀血证。气虚证则予补中益气汤加减，阳虚证则予真武汤加减，湿热证则予猪苓汤加减，瘀血证则以桃红四物汤加减。临床气虚的患者病情较轻，阳虚的病情稍重，湿热的患者病情多缠绵难愈，而瘀血表现的多为病程长的患者，往往兼有脾肾亏虚的临床表现。

（桂定坤　汪年松）

137. 中医如何解释 IgA 肾病

IgA 肾病是指肾小球系膜区以 IgA 沉积为主的原发性肾小球疾病，临床表现可有血尿、蛋白尿、高血压、水肿。尿血为其特征性的表现，与中医的"尿血"类似，中医归纳此病病因为感受外邪或饮食内伤导致热邪迫血妄行，血溢脉外；或为劳伤纵欲损伤正气导致阴虚火旺，灼伤脉络；脾气不足，血失统摄等。IgA 肾病进一步发展可为终末期肾病，也就是中医的"癃闭"。

中医认为，该病为本虚标实之证，本虚以肺脾肾的气虚为主，标主要有风邪、湿热和瘀血等，病程日久则会导致脾肾亏虚。IgA 肾病应在补虚的基础上根据辨证针对湿热、风热和瘀血应用清热利湿、疏风散热和活血化瘀法延缓肾功能的恶化。比如证见肝肾阴虚、湿热下注的患者，应予二至丸合知柏地黄丸加减；而见肺脾气虚、风湿热毒内扰的患者应予玉屏风散、银翘散和五味消毒饮加减以益气固表、解毒祛湿；对于存在大量蛋白尿的患者，应予解毒祛湿之白花蛇舌草、穿山龙、蒲公英、紫花地丁等药物减少尿蛋白的排泄。治疗过程中切勿使用辛温燥烈之补阳药，比如附子、肉桂等药物，以防耗伤阴液，致阴虚火旺加重尿血症状。同时对于血尿症状，不可长期使用凉血止血药物，以防瘀血症状加重，加重病情。

（桂定坤　汪年松）

138. 中医如何看待慢性肾炎

慢性肾炎，即慢性肾小球肾炎，是以肾小球的慢性病变为主要特征的肾脏疾病,慢性肾炎与急性肾小球肾炎的关系尚不明确。患者典型临床表现有蛋白尿、血尿、高血压和水肿,本病病程较长,肾活检可明确诊断。该病早期大体形态为"大白肾",肾脏肿大而苍白;晚期则因为多数肾单位消失并发生肾纤维化,导致肾脏体积缩小而形成"皱缩肾"。

中医认为,慢性肾炎属于"水肿"中的"阴水",以正虚为主,病程长,多有瘀血。治疗上,发病早期的肺失宣降,可给予越婢加术汤加减;临床上多见为脾肾阳虚,给予实脾饮加真武汤加减;部分有以高血压为显著表现的病例可给予天麻钩藤饮以滋补肝肾,育阴潜阳。如病程长且有瘀血征象且活检发现肾纤维化表现,则应辅以活血化瘀的治疗。

(郭志勇)

139. 中医如何看待尿毒症

尿毒症是各种肾脏病进入晚期后共有的临床特征,机体出现一系列因为肾脏功能丧失后的症状和代谢紊乱,此时有必要开始肾脏替代治疗。

中医认为,尿毒症患者多为脾肾阳虚之证,其病机为本虚标实,实邪有湿浊、瘀血和痰饮。尿毒症的发生发展过程往往为病久致虚,继而在虚证的基础上产生湿浊、瘀血和痰饮等病理产物。尿毒症与中医的"关格"类似,《证治汇补》有描述:"既关且格,必小便不通,旦夕之间,徒增呕恶;此因浊邪壅塞三焦,正气不得升降,所以关应下而小便闭,格应上而生呕吐,阴阳闭绝,一日即死,最为危候。"临床上多采用补肾健脾、活血化瘀、利湿化痰、通腑降浊等治法。

(郭志勇)

140. 得了肾脏病,如何用饮食疗法辅助治疗

肾脏病患者多有水肿的临床表现,因此平时应低盐饮食,因为盐吃多了可增加钠的浓度,进而增加水肿的症状。可适当吃冬瓜、丝瓜或以玉米须煎水以辅助治疗(利尿消肿)。还可服用"鲤鱼汤",选食绿豆、黑豆、蚕豆、赤小豆等豆类食物,皆因其能利水消肿。

含有赤小豆的麻黄连翘赤小豆汤常用于以发热、水肿为表现的肾脏病治疗(如果患者蛋白尿比较严重,豆类、坚果类应少吃或不吃)。

肾病综合征患者因胃肠道黏膜水肿,应进食易消化、清淡的半流质食物。肾

病综合征的患者可伴有高脂血症，因此应低脂饮食。可补充富含膳食纤维的食物(如燕麦等)。

也可常食山药。山药性平，味甘，归脾、肺、肾三经，功效为补脾养胃、生津益肺和补肾涩精。中医认为，脾肺肾三脏与水液代谢平衡有关。因此，常服山药可以平补脾、肺、肾，防止水液代谢紊乱。慢性肾脏病或糖尿病肾病病程较长，患者往往呈现正气虚衰的表现，山药对脾、肺、肾的虚弱往往也有较好补益作用。山药兼有治疗消渴气阴两虚的功效，对于糖尿病肾病也有较好的食疗作用。

肾脏病患者可有蛋白尿的临床表现，肾脏病导致的蛋白尿以持续存在为特点。肾脏病患者蛋白尿丢失严重，机体营养缺乏，应补充优质蛋白质，如蛋类、鱼类、瘦肉类等。随着蛋白质的流失，钙、镁、锌等矿物质也会从尿中丢失，可吃新鲜蔬果、小米、小麦、牛奶、虾皮等。

（蒋更如）

141. 中医补肾的方法有哪些

肾多虚证，肾虚分为阴、阳、气虚和精亏。填补肾精的有枸杞子、山萸肉、黄精、女贞子、山药等。补益肾气的有人参、黄芪等。温补肾阳的有鹿茸、仙灵脾、菟丝子、补骨脂、巴戟天、锁阳、仙茅、肉苁蓉、杜仲、川断、桑寄生等；其中杜仲、川断、桑寄生还兼有强筋壮骨的作用。滋补肾阴的有熟地、阿胶、桑葚、枸杞、龟甲、鳖甲、知母、黄柏等。摄纳收敛之品，如山茱萸、五味子、乌梅、肉豆蔻、桑螵蛸、银杏、蛤蚧等；这些药主要用于遗精、尿频等肾气不固之证；其中桑螵蛸、银杏、蛤蚧对肾不纳气的虚喘也能治疗。

中医认为，"正气存内，邪不可干"，因此应注意劳逸结合。其他如按摩耳朵、涌泉穴也为补肾疗法。每次排尿，咬齿合目可补肝肾、固齿明目。饮食宜清淡，多饮水，控制甜食。少食辛辣食物，以防助火伤精。适当食用鱼、虾、韭菜等血肉有情之品，可补肾生精。平时可用山药、枸杞煲汤，用芡实、银杏、糯米煮粥食用等。

（王　怡）

—— 专家简介 ——

王　怡

王怡，教授、主任医师、博士生导师，上海中医药大学附属岳阳中西医结合医院肾内科主任、中西医结合内科学教研室副主任。

中华中医药学会肾脏病学分会常务委员，世界中医药联合会肾脏病专业委员会常务理事，上海市中西医结合学会肾脏病专业委员会副主任委员，上海市中医药学会肾脏病专业委员会副主任委员，上海市医师协会肾脏内科医师分会委员，《中国中西医结合肾脏病杂志》编委等。

142. 肾脏病患者可以冬令进补吗

中医学认为，四时有不同的特性，正所谓"春生、夏长、秋收、冬藏"，人类到了冬季，也同样处于"封藏"时期，此时服用补品补药，可以使营养物质易于吸收蕴蓄，进而发挥更好的作用。然而，中医另有一个说法是"虚不受补"，指的是对于体质弱的人，使用大量强效的补药，可能反会影响到脾胃功能，出现腹泻、恶心、呕吐等症状，起不到补益机体的作用，这时候需要在进补前给予"开路药"调节脾胃功能，待脾胃功能旺盛后再行进补，可达事半功倍的效果。因此，体质弱的人在冬令进补前需先调养脾胃，待脾胃和顺后再行补益，肾脏病患者更是这样。

（1）得了肾病综合征能补吗：肾病综合征患者体内蛋白随尿液大量丢失，由此导致水肿，抵抗力下降，高血脂、高血压等机体异常。一下子用多种补药，易导致肾脏负担加重，科学进补、辨证进补才是硬道理。饮食进补以清淡、低脂肪、优质低蛋白为原则。如表现为乏力、疲劳等气虚证者，可服用黄芪、太子参、白术等；面色苍白、唇甲无色等血虚证者，加用当归、白芍、枸杞等；五心发热等阴虚证者，可服用百合、旱莲草、女贞子；畏寒怕冷等阳虚证者，可选用益智仁、狗脊等药物；高血糖者另可服用玉米须、冬瓜等，可降糖理气。

（2）透析患者能补吗：透析患者常存在血容量波动大、电解质紊乱、易感染等特点，结合冬季的气候特点，有重点地加强营养支持，可给予合适的药物或食物调补，以保护残肾功能、提高透析充分性、减少透析后并发症。具体如何进补可咨询专科中医师。

（王　怡）

143. 服用中药会伤肾吗

含有马兜铃酸的中草药,如关木通、广防己、马兜铃、青木香、天仙藤、朱砂莲、寻骨风等。这类中药中的马兜铃酸可在人体内蓄积,损伤肾小管及肾间质,使近曲小管上皮细胞脱落、坏死。初期呈现急性肾功能衰竭,继而转变成慢性肾小管间质性肾脏病。其他一些矿物类的中药可能含有重金属,也可能引起肾损伤。因此,肾脏病患者在服用中药前,需要在专业医师的指导下进行,切不可盲目自行服药。注意事项如下。

(1)需注意药物之间会相互作用,建议服用中药期间不应与其他药物合用。

(2)服药期间应忌食生冷、辛辣、油腻、海鲜等食物,否则会损伤脾胃之气,影响中药的吸收;还应忌服茶、牛奶等影响中药吸收的饮料。

(3)需要关注现代药理学中对肾脏有损害的中药,尽量避免或者配伍其他减毒药物使用。

(4)以清热解毒类中药为主的方药煎煮时间不宜长,约 15 分钟即可,以健脾补肾类中药为主的方药煎煮时间要长,约 30 分钟。

(邓跃毅)

144. 利尿消肿的中药有哪些

(1)茯苓:性平,味甘、淡,归心、肺、脾、肾经,功效为利水渗湿,健脾宁心。主治脾虚水湿停滞,因其能利水,阴虚者慎服。《本草纲目》中描述"茯苓气味淡而渗……利小便"。

(2)玉米须:性平,味甘、淡,归膀胱、肝、胆经,有利尿消肿的功效。

(3)薏苡仁:性凉,味甘、淡,归脾、胃、肺经,有健脾、利水渗湿、排脓的功效。

(4)冬瓜皮:性凉,味甘,归脾、小肠经,有利尿消肿的功效。

(5)泽泻:性寒,味甘,归肾、膀胱经,有利水渗湿、泄热的功效。

（6）香加皮：性温，味辛、苦，归肝、肾、心经，有利水消肿、祛风湿、强筋骨的功效。

利尿药易耗伤津液，阴虚者慎用，同时使用时应注意电解质紊乱的问题。血压低的患者应慎用利尿药。

（何立群）

145. 适合慢性肾脏病的补气理气药有哪些

慢性肾脏病（CKD）是各种肾脏疾病导致肾功能障碍的临床统称。根据肾小球滤过率（GFR）可将慢性肾脏病分为 5 期，当 CKD 患者发展为 5 期时，需要进行肾脏替代治疗。根据不同的临床表现，类似于中医的"水肿""癃闭""关格""虚劳"等疾病。

慢性肾脏病病程较长，病邪迁延日久，损伤正气，患者表现为脾肾气虚或脾肾阳虚，正气不固，慢性肾脏病多有正虚，尤其以脾肾虚弱为主，所以应选用健脾益气或温补肾气的补气药，比如党参、黄芪等；理气药可选用健脾渗湿、行气的药物，比如砂仁、茯苓等。而黄精，可以脾肾双补。

（何立群）

146. 黄芪可用于治疗肾脏病吗

中医临床中，黄芪被广泛地运用于治疗肾脏病。黄芪性微温、味甘，归肺、脾、肝、肾经。中医认为其具有益气固表、止汗、托里生肌、利水消肿之功效，而且黄芪可以增强机体免疫力。

临床上可将黄芪用于急慢性肾炎水肿辨证为脾气虚的患者。治以益气、健脾、利水，代表方剂为防己黄芪汤。临床上对于无水肿的有蛋白尿的肾脏病患者如果辨证为脾气虚者，也可获得疗效。

研究发现，黄芪除了可以利尿外，还可以通过免疫调节对肾脏病损伤进行修复。

虽然动物研究发现黄芪能够改善肾脏病症状，但目前具体的机制尚不明确，也没有大量严格的临床试验去检验其在不同肾脏病类型中的疗效和副作用。因此，现阶段黄芪治疗肾脏病的合理应用方法应该是辨证论治。凡是辨证为脾气虚弱，临床表现为自汗恶风、疲乏无力、纳呆腹胀、大便溏泻，或肛门有下坠感，或有脱肛、子宫脱垂、内脏下垂、舌质淡有齿痕、脉弱无力等，可合理选用黄芪进行治疗。

临床上对于肾病综合征、慢性肾炎水肿辨证为脾气虚的患者，可选用防己黄芪汤加减施治。如为肾脏病有蛋白尿辨证为脾气虚的患者，可选用香砂六君子汤加黄芪；如果有下坠感、脱肛、子宫脱垂、内脏下垂等症状体征明显，可选用补中益气汤。肾炎血尿辨证为脾气虚的患者，可选用归脾汤，中医认为脾统血，脾气不足则气不摄血，血行脉外。如有肾性贫血辨证为脾气虚的患者，可选用归脾汤或当归补血汤加减。肾性高血压如出现脾虚的症状，可给予补中益气汤治疗。肾脏病日久耗伤脾肾气阴的患者，可给予参芪地黄汤益气养阴。但临床上如果患者有热毒炽盛、气滞、湿热、食滞等实证表现或为阴虚阳亢者，应慎用黄芪。

（牟　姗）

147. 肾脏病患者可以选用冬虫夏草吗

可以的。冬虫夏草为名贵药材，中医认为冬虫夏草性温，味甘，入肺、肾经，有补肺、肾的功效。如有肺脾气虚的证候，可服用冬虫夏草补益肺脾之气，正所谓"正气存内，邪不可干"。

现代研究发现，肾脏病多属于免疫性疾病，而冬虫夏草可以增强机体免疫力。研究发现，冬虫夏草可以降低血肌酐、尿素氮并改善肾性贫血的症状，还有改善肾脏纤维化、减少尿蛋白和降低肌酐等方面的作用。因此，在慢性肾脏病和糖尿病肾病中均有一定的疗效，但是临床使用需要辨证论治，避免滥用。

目前还有一些价格相对便宜的含人工冬虫夏草菌丝的中成药可供肾脏病患者使用，如金水宝胶囊、至灵胶囊和百令胶囊等。

（牟　姗）

148. 茯苓在治疗慢性肾脏病中有什么作用

茯苓，是常常被选用来利尿消肿的中药，作用温和，可以长时间使用，没有西药利尿剂的副作用。现代医学研究表明，茯苓具有利尿和肾脏保护的作用，已被广泛用于慢性肾脏病各期的患者治疗肾脏病水肿，还被用于慢性心功能不全患者的治疗。

中医认为，茯苓味甘、淡，性平，归心、肺、脾、肾经，具有健脾宁心、利水渗湿的功效,可通过健脾运化水湿,起到利尿消肿的作用。同时,茯苓的药性平和,既能利水又不伤正气。凡有小便不利的证候,不论偏于寒湿,或偏于湿热均可配伍应用。如偏于寒湿可与桂枝、白术等配伍;偏于湿热可与猪苓、泽泻等配伍。此外,中医还认为茯苓有宁心、下气的功效,临床有使用防己茯苓汤治心力衰竭的经验,因此茯苓还对慢性肾脏病病久导致的心肾不交有治疗效果。

(张景红)

—— 专家简介 ——

张景红

张景红,解放军第八五医院肾脏病中心主任,医学博士、主任医师、教授、博士生导师,享受国务院政府特殊津贴。

中华医学会肾脏病学分会常务委员,中国女医师协会肾脏病及血液净化专业委员会副主任委员,华东地区肾脏病协作委员会副主任委员,上海市中西医结合学会肾脏病专业委员会副主任委员,上海市中西医结合学会器官纤维化专业委员会副主任委员。

149. 大黄在治疗慢性肾脏病中起到怎样的作用

大黄味苦,性寒,归脾、胃、大肠等经,属于泻下药,可用于泻下攻积、清热泻火、凉血解毒、逐瘀通经、利湿退黄。慢性肾脏病患者的肾脏结构和功能受到一定程度的破坏,机体的含氮废物不能通过肾脏排出,中医认为大黄能苦寒攻下、泻热逐瘀,临床使用大黄可使含氮废物从肠道排泄,因此可降低慢性肾脏病患者的血尿素氮。

大黄临床上用于治疗慢性肾脏病的剂型有口服、注射液和煎剂灌肠。但是治疗中应该注意顾护正气,从小剂量开始,或者通过制熟大黄缓和泻下之力。具体应用要请医生辨证论治,如患者以虚为主,则小剂量大黄并配合扶正药物等。

(周庆华)

150. 中药是否可以减轻激素等药物的副作用

肾脏病患者多免疫功能紊乱,激素应用相对广泛,但是长期大量使用激素,副作用也日益明显。其副作用主要为水、电解质以及三大营养物质代谢紊乱，临床可表现为向心性肥胖、低血钾、水肿、高血压和糖尿病等。激素虽有抗炎作用，但是没有抗感染的能力，长期使用可以诱发感染或使原有感染灶扩散。由于糖皮质激素为下丘脑-垂体-肾上腺皮质（HPA）轴所释放，长期使用可以负反馈抑制 HPA 轴功能。

激素应用早期，由于起效慢，治疗效果未显，可以配合使用真武汤加五苓散以温阳利水，一方面增强激素的治疗作用，另一方面可以减少激素引起的水钠潴留。中医认为激素为燥烈之品，可耗伤机体阴液，大剂量运用激素后，机体可出现阴虚火旺之象，此时应给予知柏地黄丸以滋阴清热。如果热象明显，可给予清热解毒治疗。大剂量激素还可以抑制机体免疫力，中药可以在培补正气的基础上给予清热解毒、化湿的药物以控制感染的发生。长期应用激素还可以抑制肾皮质功能，给予温阳补肾的方剂如金匮肾气丸，可防止激素减量过程中的反跳现象。激素还可以引起血脂升高，中药可选用决明子、大黄、山楂等药物治疗。激素可以引起血糖升高，临床表现为多食、多饮、多尿的症状，中医辨证为阴虚内热，可选用生地、知母、生石膏、花粉等药。长期大量使用激素还可引起无菌性骨坏死，原因主要为局部循环障碍所致，应在停减激素的基础上根据中医辨证选用补肝肾、强筋骨的药物，并辅以活血的药物进行治疗，药物可选用杜仲、川断、接骨木、丹参、当归等进行治疗。

（周庆华）

151. 中医药治疗肾脏病有哪些优势

中医药治疗可以减轻西药治疗过程中的副作用，如果患者正气虚弱还可以通过补益正气，防止疾病的恶化与复发。长期使用激素免疫抑制剂治疗肾脏病虽可以获得治疗效果并且减少复发率，但是往往副作用较大，机体免疫功能紊乱，这类患者往往表现为正气虚弱，此时给予中药补益正气可以恢复正常的免疫功能，减少病情恶化和复发的风险。对于需要使用透析这类肾脏替代疗法的患者，如果出现血液系统的并发症，中药可以对症治疗，降低并发症的出现。对于激素治疗无效的患者，通过使用益气补肾加活血化瘀的中医治则，使激素无反应型患者转为对激素敏感的患者。

因此，中医辅助治疗的优点可以减轻西药治疗过程中的副作用，并能使激素逐渐减量，缓解期中还减少疾病的复发。某些肾脏病西医治疗有效后可以通过使用中药巩固疗效，兼清余邪。

（周庆华）

152. 中医治疗糖尿病肾病都有哪些招

糖尿病肾病为继发性肾脏病，属于糖尿病的并发症之一。根据不同的临床症状和不同的发病阶段，糖尿病肾病在中医类同于"消渴""水肿"和"关格"。

中医辨证认为，糖尿病肾病的病因为病久致气阴受损，肾气亏虚则水液代谢失常发为水肿；肾气不固，则发生蛋白尿，《证治要诀》中描述为"三消久而小便不臭，反作甜气，在溺中滚涌，有浮在溺面如猪脂"，这段话描述了糖尿病肾病水肿和蛋白尿的症状。

因为糖尿病肾病的病因为糖尿病，治疗当以控制糖尿病这个原发病为主。糖尿病的中医辨证多为气阴亏虚。一些补气阴的药物，如黄芪、人参、地骨皮对血糖有较好的调节作用。

《金匮要略》中有："男子消渴，小便反多，以饮一斗，小便一斗，肾气丸主之。"这段话说明古人考虑从肾虚着手治疗消渴，往往也有疗效。

由于糖尿病肾病病程日久，活血化瘀应贯穿治疗。水肿是其重要临床表现。《金匮要略》中描述为"血不利则为水，血行则水行"，说明血瘀可能导致水肿，因此也再次说明了活血化瘀在糖尿病肾病治疗中的作用。

糖尿病的水肿本身是由于蛋白尿所致，临床表现为阴液耗伤之证。治疗应以补气阴、收敛固摄等药进行治疗，可选用金樱子、五味子、芡实等药收敛固摄。

在辨证中如有胃肠燥热，可用玉泉丸、玉液汤、增液承气汤。如有脾胃气虚，可用七味白术散或参苓白术散。如有湿热中阻，可用黄芩滑石汤。

另外，中医治疗糖尿病肾病特别注意饮食和运动。《备急千金要方》中提出消渴病"其所慎者有三，一饮酒、二房室、三咸食及面"，并强调不节饮食"纵有金丹亦不可救"。《诸病源候论》在论述消渴病的治疗时提出："消渴患者应先行一百二十步，多者千步，然后食。"《外台秘要》亦强调："食毕即行走，稍畅而坐。"

中医非常重视人的情志与健康的关系。长期的情志不遂，肝气郁结，郁而化火，火热炽盛，上灼肺津，下劫肾阴，可导致消渴病的发生和病情加重。如《灵枢·五变》载："怒则气上逆，胸中畜积，血气逆留，髋皮充肌，血脉不行，转而为热，热则消肌肤，故为消瘅。"

（简桂花）

153. 准备住院做肾活检，可以继续吃中药吗

肾活检,即肾穿刺活检,可以通过组织形态学明确诊断具体的肾脏疾病类型,根据不同的病理类型可以选择合适的治疗方案,并能较准确的评估患者预后。

肾穿刺对肾脏是一种侵入性、创伤性的检查,穿刺过程中有出血发生,如果中药方中有活血药,应考虑停药一周左右,以防肾穿刺部位出血。肾脏病治疗中,常用的活血中药有丹参、当归、红花、川芎等,还有中成药如脉血康、肾炎康复片、肾复康、肾炎四味片、黄葵胶囊等,在肾穿刺前后 1～2 天需根据患者情况慎用。

另外,肾穿刺后往往尿中有少量血尿,无需特别处理。但如果血尿比较明显,可选用有止血功能的中药,如仙鹤草、大小蓟、白茅根等,也可选用中成药如血尿安等。

（简桂花）

154. 透析患者适合吃中药吗

透析疗法主要用于肾功能衰竭的替代治疗,其中腹膜透析最主要的并发症为腹膜炎。如果出现透析导致的并发症,临床可以辨证采用中药进行治疗。

如出现腹膜炎表现为腹痛、腹胀、腹泻、发热等症状,临床可以黄连解毒汤进行清热、泻火、解毒。血液透析过程中容易导致脑水肿的发生,其症状与中医的头痛、眩晕等类似,中医病机多为脾肾虚弱、湿邪阻滞、清阳不升,多以温阳、健脾、化湿的治法,临床选用二陈汤加生姜、天麻。因为眩晕多有肝肾阴虚、肝风内动的征象,治疗应以大定风珠加减滋养肝肾、平肝熄风。如果患者有精神异常甚至昏迷的表现应在健脾化湿的基础上给予苏合香丸醒脑开窍。

血透还容易导致心包炎和心包积液的发生,治疗应通阳利水,选用生脉散合苓桂术甘汤加葶苈大枣泻肺汤加减。如在透析期间出现充血性心力衰竭,还应给予生脉散注射液,如果透析过程中出现肝肾阴虚,可以给予六味地黄丸;如果在透析期间出现气虚血瘀的表现,还可以给予活血通脉片治疗,对于出现痉挛性疼痛的患者,可以给予芍药甘草汤缓急止痛。

总之透析的患者可以吃中药，一般情况下无害，还可以防治一些并发症的发生。

（彭　文）

155. 中医如何通过调理肺脏治疗肾脏疾病

中医认为，肺与肾的一大关系在于水液代谢。肾为主水之脏，气化升降水液；肺为水之上源，通调水道，清者宣发全身，浊者下输膀胱。肺的宣发肃降和通调水道有赖于肾阳的蒸腾气化，而肾的主水功能亦有赖于肺的宣发肃降和通调水道。肺肾协调，保证了人体水液的正常输布排泄。而风寒袭肺或水湿浸渍等因素导致肺失宣降，通调水道失职，必累及于肾，而肾阳不足，气化失司，水液内停，上犯于肺，两者相互作用，导致水液输布、排泄失常，出现尿少、水肿等临床表现。

故在治疗上常强调肺肾同病，比如热邪伤肺可致小便不利，中医应以疏风散热对证治疗。再比如水肿之"阳水"，临床表现与西医的急性肾炎等疾病类似，中医辨证多为风邪犯肺，肺卫失宣，中医也通过调理肺脏进行治疗。中医有"提壶揭盖"的方法（一种通过宣肺或升提的方法通利小便的借喻），通过紫苏、防风、桔梗和杏仁等药开宣肺气，肺气通畅则水道通调，小便得利。

（路建饶）

—— 专家简介 ——

路建饶

路建饶，医学博士、主任医师、硕士生导师，上海中医药大学附属第七人民医院内科教研室主任、肾脏病科主任。

国际肾脏病学会会员，中国民族医药学会肾脏病专业委员会常务委员，上海市中医药学会肾脏病专业委员会副主任委员，上海市中西医结合学会肾脏病专业委员会常务委员，上海市医师协会肾脏内科医师分会委员，上海市肾内科质量控制专家委员会委员。

156. 中医调理脾脏对肾脏疾病有什么影响

首先强调的是，这里的"肾脏疾病"指的是西医中的慢性肾脏病。而这里的

"脾脏"是指中医的脾脏，并非西医中的作为免疫器官的脾脏。

中医认为脾脏的主要生理功能是运化水谷精微，实际上相当于西医概念中的部分消化系统功能。其次脾脏还可以将水液进行转输，如果脾脏功能失调，则水湿停滞。可发生水肿、泄泻等疾病。此外，脾脏还有生血、统血及升清的功能。

因此，脾脏功能失调会影响肾脏，首先脾阳虚弱可致水液停滞，进而小便不利，正如水肿之"阴水"，临床可见脾阳虚的证候，治疗当以温补脾阳，利尿消肿。其次，脾阳虚不能持续温煦肾阳，则会导致肾脏病加重，晚期常见患者脾肾阳虚。在此，"脾能统血"，脾气不足统摄失常，则会发生尿血，中医也应补气健脾治疗。最后，"脾主升清"，故脾虚清阳不升是导致蛋白尿的原因之一，健脾升清则利于减少蛋白尿的漏出。

（钟逸斐）

—— 专家简介 ——

钟逸斐

钟逸斐，医学博士、主任医师、硕士研究生导师，上海中医药大学附属龙华医院肾内科行政副主任，上海中医药大学特聘教授。

世界中医药学会联合会肾脏病专业委员会副秘书长，中华中医药学会肾病分会委员，上海市中西医结合学会肾脏病专业委员会委员，上海市医学会肾脏病专科分会青年委员。

157. 中医调理三焦对肾脏疾病有什么影响

中医认为，三焦作为人体一身之气的通路，自下而上、自上而下将人体之气布散全身，三焦不能主持诸气则气滞水停，导致水肿的产生。且三焦是人体的水道，水液必须依赖三焦才能够实现升降出入。《素问·经脉别论篇》："饮入于胃，游溢精气，上输于脾，脾气散精，上归于肺，通调水道，下输膀胱。"《本草钩元》中描述："气化者，三焦为元气之使，乃水中之火，根于肾，际于肺，升降于脾。故下焦治在肾，中焦治在脾，上焦治在肺。"

因此，调理三焦当以调理肺、脾、肾三脏的气机正常为主。临床上肺应肃降，脾应升清，肾应保证气化功能正常。比如上、中、下三焦的寒饮或寒湿可分别选用苓桂术甘汤合葶苈大枣泻肺汤加减、理中汤合五苓汤加减和真武汤加减。

（钟逸斐）

158. 桃核承气汤治疗慢性肾脏病的依据是什么

桃核承气汤来自《伤寒论》，桃核承气汤由桃仁、大黄、桂枝、炙甘草和芒硝组成。《伤寒论》中描述："太阳病不解，热结膀胱，其人如狂，血自下，下自愈。外解已，但少腹急结者，乃可攻下，宜桃核承气汤。"由此可知桃核承气汤的病位于下焦，疾病偏重为瘀血所致。慢性肾脏病往往病久入络，而久病多有瘀血症状。慢性肾脏病多有氮质血症，大黄、芒硝可通过泻腑热改善氮质血症。

（张昕贤）

159. 使用真武汤温补肾阳可治疗哪些肾脏疾病

真武汤来源于《伤寒论》的方子，由茯苓、芍药、生姜、白术和附子组成。可用于肾病综合征等辨证为肾阳亏虚、水饮内停的患者。临床表现为"阴水"的症状（《丹溪心法·水肿》："若遍身肿，不烦渴，大便溏，不涩赤，此属阴水。"）。方中白术健脾利湿，茯苓健脾，利尿消肿，生姜助附子温阳功效，芍药可以滋阴，防附子之燥热。全方合用，可以温阳利水，多用于肾虚水泛之证。对于慢性肾小球肾炎如果辨为脾肾阳虚型可给予实脾饮加真武汤，以健脾化湿、温肾利尿。

（张昕贤）

160. 六味地黄丸与金匮肾气丸治疗慢性肾脏病有什么区别

六味地黄丸应该是大家最熟悉的补肾方剂，诞生至今已有八百多年的历史，殊不知六味地黄丸来源于宋代儿科专家钱乙所著的《小儿药证直诀》中，主要用于治疗小儿囟门不合以及立迟、行迟、发迟、齿迟、语迟等所谓的"五迟证"。中医认为，小儿之所以出现这些证候，主要是因为肾阴不足发育迟缓所致，"肾"为"先天之本"，肾藏精、主生长、发育与生殖，肾中精气是构成胚胎发育的原始物质，又是促进生殖功能成熟的物质基础，人的整个生长、发育过程，均和肾中精气的盛衰存在着极为密切的内在联系。

六味地黄丸的功效为滋阴补肾，由熟地黄、山茱萸、山药、泽泻、茯苓和丹皮等六味药物组成。方中熟地黄滋阴补肾、填精益髓，山萸肉补养肝肾，山药补益脾阴,三药相配,滋养肝脾肾,称为"三补"。其中熟地黄的用量是山萸肉与山药两味之和,故以补肾阴为主,补其不足以治本。泽泻利湿泄浊,牡丹皮清泄肝火,茯苓淡渗脾湿,共为"三泻"。六味合用,补中有泻,寓泻于补,以补为主,补而不腻,以治疗肾阴不足的患者。

后世医家在六味地黄丸原方基础上,多有阐发,形成了很多六味地黄丸的衍生方。如在六味地黄丸加知母、黄柏,则为知柏地黄丸,偏重于治疗有潮热、盗汗、颧红、遗精、咽干口燥等症状的患者;如果在六味地黄丸加枸杞子、菊花,则为杞菊地黄丸,偏重于治疗有视物模糊或眼睛干涩等症状的患者。因此,六味地黄丸治疗慢性肾脏病的患者以肾阴不足为主要表现。

金匮肾气丸用于治疗肾阳不足,由干地黄、山药、山茱萸、泽泻、茯苓、丹皮、桂枝和附子组成。究其渊源,钱乙《小儿药证直诀》的六味地黄丸,实际上脱胎于汉代医家张仲景的金匮肾气丸。钱乙根据小儿先天不足多因肾阴亏虚,但小儿又为纯阳之体,易于化热生火、阳气稚嫩的生理特点,减去了金匮肾气丸中肉桂、附子两味壮阳药物,并将干地黄改为熟地黄而成。因此,金匮肾气丸和六味地黄丸治疗慢性肾脏病的区别主要为一个辨证偏重滋补肝肾,一个偏重温补肾阳。

(王　琳)

—— 专家简介 ——

王　琳

王琳,医学博士,上海中医药大学附属龙华医院肾内科主任医师、硕士生导师,陈以平全国名老中医工作室负责人。

擅长各类慢性肾炎(如 IgA 肾病、膜性肾病、局灶节段硬化性肾小球肾炎等)、肾病综合征、糖尿病肾病、痛风性肾病、高血压肾病、慢性尿路感染等多种急慢性肾病的中西医治疗。

161. 五苓散利尿消肿的机制是什么

五苓散是《伤寒论》中治疗"气化不利,水液内停"的主方,由猪苓、泽泻、白术、茯苓和桂枝组成。桂枝在全方中用量最少却是画龙点睛之笔:桂枝辛温,辛能行气,气行则津液得布;桂枝入肺能解表散邪,使汗从腠理而出,入膀胱温阳化饮,使水液从小便排出。白术甘温,助脾胃气机得复,脾升胃降,与桂枝相配,使阳气蒸腾,化气布津,与茯苓相配共奏益气健脾之功。茯苓利三焦水,猪苓利膀胱水,泽泻利肾水。全方五药相配,上焦得以阳气温煦而使水有出路,通达内外;中焦脾胃运化有权,津液得以输布;下焦通畅,水液得以从小便排泄,机体气化功能恢复,水津四布,五经并行。

现代药理研究表明,五苓散具有双向调节作用,即对脱水状态的机体呈抗利尿作用,对水肿状态的机体产生利尿作用。五苓散的利尿机制作用于钠转运系统较少,主要作用于水输送系统,因此不影响尿中电解质浓度。可见,五苓散对机体的水液调节能够根据机体的状态及时做出调整,使水液输布有道。

(王　琳)

162. 华盖散和苓桂术甘汤为何可以治疗肾脏病

中医认为"肺脏能通调水道",从中医辨证的角度来看,风寒袭肺或水湿之邪内扰等因素,会损伤肺脏功能,导致肺脏的宣发肃降的生理功能失常,从而水液不能下输膀胱,导致水液排泄失常,则出现尿少、水肿等临床表现。比如水肿之"阳水"(《丹溪心法·水肿》:"若遍身肿,烦渴、小便赤涩、大便闭,此属阳水。"),中医辨证多为风邪犯肺,肺卫失宣,可以通过调理肺脏进行治疗。而华盖散方中麻黄可宣肺解表,苏子、杏仁可降肺气,陈皮可理气燥湿,桑白皮泻肺利水,赤茯苓渗湿行水,因此全方以梳理肺气为主,以达到通调水道的目的。针对这一类型的临床表现与西医中急性肾炎类似的水肿,完全可以考虑用华盖散来进行治疗。

苓桂术甘汤由茯苓、桂枝、白术和甘草组成。方中主药为茯苓,能健脾淡渗利湿;桂枝温阳化气,温化水饮;白术健脾化湿;甘草则调和诸药,配合白术茯苓健脾化湿,配合桂枝补阳。由此,治疗脾阳虚弱型水肿,用这一方剂非常适合。

(谌　卫)

163. 中医治疗痛风都有哪些招

高尿酸血症/痛风属中医学"历节病""白虎历节""走注风"及"痹证"范畴。

中医痛风之名,始于金元。元代朱丹溪明确地提出"痛风"的病名。本病的病机为脾肾亏虚,脾运化失司而致痰湿内聚,抑或从阳化热,而致湿热内阻。肾气不足,气不化水,水液蒸化不利,水湿内生,共同导致湿浊内停或湿热内盛。痰邪内阻,气血经络不畅,久病致瘀。嗜食肥甘,辛辣易阻碍中焦气机,衍生痰浊或湿热,驻留四肢关节,经络闭阻,气血凝滞不通而致痹证。

在急性期痛风发作时,应以化痰逐瘀、清热消痹为主。可用中药土茯苓、萆薢、秦皮、薏苡仁、黄柏、苍术等清热利湿。热重者加忍冬藤、虎杖、知母、生石膏等,瘀血甚者加鸡血藤、莪术,疼痛明显加用乳香、没药、元胡等品;痰凝者加白芥子、半夏、浙贝母。在慢性缓解期,当以健脾补肾,辅以泄浊活血为主。

(毛志国)

—— 专家简介 ——

毛志国

毛志国,医学博士、副教授、副主任医师,海军军医大学附属长征医院医教部副主任、肾内科副主任,硕士研究生导师。中国中西医结合学会肾脏病专业委员会青年委员、中国非公立医疗机构协会肾脏病透析专业委员会青年副主任委员。

擅长肾脏纤维化防治、慢性肾脏病一体化治疗和多囊肾诊治。

164. 防己黄芪汤为何可治疗慢性肾脏病伴发热患者

防己黄芪汤是中医著名经方,出自汉代张仲景《金匮要略》:"风水,脉浮身重,汗出恶风者,防己黄芪汤主之。"本方为益气利水的代表方剂,由防己、黄芪、白术和甘草等药物组成。唐代医书《外台秘要》《千金方》均载有本方,主治表虚不固之风水或风湿证,具有益气祛风、健脾利水之功效,临床常用于治疗慢性肾小球肾炎、心源性水肿、风湿性关节炎等属风水、风湿而兼表虚证者。

慢性肾脏病大多因病情迁延,免疫系统功能紊乱,机体抵抗力下降,容易发生细菌或病毒感染,常见上呼吸道感染、肺部感染、肠道感染等,出现发热等症状。中医认为,此类发热大多属于正气虚弱,肺卫失司,卫表不固,感受外邪有关。防己黄芪汤益气固表与祛风行水并用,方中防己祛风行水;黄芪益气固表,且能行水消肿,两药合用,祛风而不伤表,固表而不留邪,共为君药。白术补气健脾祛湿,与防己相伍加强祛湿行水之力,与黄芪相伍增益气固表之功,甘草培土和中,调和药性,姜枣为佐,调和营卫,慢性肾脏病伴发热属风湿外袭、表虚不固证者适宜本方。

方中防己为多年生藤本植物粉防己的根,又称汉防己,饮片名粉防己。不宜用广防己,因含有易导致肾损伤的马兜铃酸,已禁用。

(王会玲)

165. "越婢汤"适合治疗哪种类型的水肿

越婢汤来自《金匮要略》，原文为"风水恶风，一身悉肿，脉浮不渴，续自汗出，无大热，越婢汤主之"，是治疗"风水"（多为急性水肿）的方剂。越婢汤由麻黄、石膏、生姜、甘草和大枣组成。"风水"的表现与急性肾小球肾炎以及慢性肾炎的急性发作的临床表现类似，本方所主的水肿并非心源性的下肢水肿或肝源性的腹水，而是全身性的水肿兼有表证（防己黄芪汤主表虚不固之风水；五苓散主水湿内停、呕吐泄泻的水肿；真武汤主肾阳虚的水肿）。

（张金元）

— 专家简介 —

张金元

张金元，主任医师、研究生导师、博士后导师，解放军第四五五医院肾脏科主任。

擅长原发性和继发性肾小球、肾小管间质肾脏疾病的诊断与治疗，在血液透析、腹膜透析、肾脏移植的临床工作方面积累了丰富的经验。